Leticia Suárez López

Educación sexual y uso del condón en varones adolescentes

Leticia Suárez López

Educación sexual y uso del condón en varones adolescentes

En México

PUBLICIA

Impressum / Aviso legal
Bibliografische Information der Deutschen Nationalbibliothek: Die Deutsche Nationalbibliothek verzeichnet diese Publikation in der Deutschen Nationalbibliografie; detaillierte bibliografische Daten sind im Internet über http://dnb.d-nb.de abrufbar.

Información bibliográfica de la Deutsche Nationalbibliothek: La Deutsche Nationalbibliothek clasifica esta publicación en la Deutsche Nationalbibliografie; los datos bibliográficos detallados están disponibles en internet en http://dnb.d-nb.de.

Coverbild / Imagen de portada: www.ingimage.com

Verlag / Editorial:
PUBLICIA
ist ein Imprint der / es una marca de
OmniScriptum GmbH & Co. KG
Bahnhofstraße 28, 66111 Saarbrücken, Deutschland / Alemania
Email / Correo Electrónico: info@omniscriptum.com

Herstellung: siehe letzte Seite /
Publicado en: consulte la última página
ISBN: 978-3-8416-8295-6

Zugl. / Aprobado por: México, Centro de Investigación y Docencia en Humanidades del Estado de Morelos, Tesis

EDUCACIÓN SEXUAL Y USO DEL CONDÓN EN VARONES ADOLESCENTES

LETICIA SUÁREZ LÓPEZ

A Tonalli, mi impulso para dar lo mejor de mí.

EDUCACIÓN SEXUAL Y USO DEL CONDÓN EN VARONES ADOLESCENTES

INDICE

PRIMERA PARTE **Pág.**

I. PRESENTACION 7

II. JUSTIFICACION 9

II.1 La población adolescente como objeto de estudio 9
II.1.1 La población adolescente mexicana en cifras 9
II.1.2 La vulnerabilidad de la población adolescente 10
II.2 Importancia del conocimiento del tema 14
II.2.1 Escasos estudios sobre varones adolescentes 15
II.2.2 ¿Qué sabemos sobre las salud reproductiva de la población adolescente? 16
II.2.3 Comportamientos de riesgo de los varones adolescentes 32
II.2.4 La importancia de la educación sexual 35
II.2.5 Invisibilización del problema, esfuerzos aislados descoordinados, falta de políticas 38
II.2.6 Compromisos signados internacionalmente que difícilmente se cumplirán 41

III. PLANTEAMIENTO DEL PROBLEMA DE INVESTIGACIÓN, PREGUNTAS DE LA INVESTIGACIÓN, OBJETIVOS E HIPOTESIS 42

III.1 Planteamiento del problema de investigación 42
III.2 Preguntas de investigación 44
III.3 Objetivos 46
III.4 Hipótesis 47

IV. MARCO CONCEPTUAL 50

IV.1 Teorías sobre el comportamiento sexual y reproductivo 50
IV.1.1 Modelo de Creencias sobre la Salud 50
IV.1.2 Teoría del aprendizaje social 51
IV.1.3 Teoría de la acción racional 53
IV.1.4 Teoría de la conducta planeada 54
IV.1.5 Críticas a las teorías expuestas 56
IV.2 Construcciones teóricas de procesos interaccionales 57
IV.2.1 Teoría de redes sociales 57
IV.2.2 El sistema orientado del enfoque sociológico 61
IV.2.3 El enfoque cognitivo socio-psicológico 65
IV.2.4 Sociología relacional 67
IV.2.5 Aspectos relevantes de las construcciones teorías de los procesos interaccionales 75
IV.3 De las características individuales a los procesos de interacción 78
IV.3.1 Modelos predictivos del comportamiento relativo a salud 78
IV.3.2 Intenciones y comportamiento 80
IV.3.3 El amplio contexto social 81
IV.3.4 Modelo preliminar dinámico de la interacción sexual 82
IV.4 El modelo ecológico 85
IV.4.1 El modelo ecológico modificado 88
IV.4.2 Niveles del modelo ecológico modificado: individual, de pareja, del entorno social y de la comunidad 89
IV.4.3 Operacionalización del modelo ecológico modificado al presente análisis 93

V. DATOS Y METODOLOGIA 96

V.1 Fuentes de información 96
V.2 Operacionalización de los datos 98
V.2.1 Análisis de educación sexual 98

V.2.2 Análisis sobre el uso del condón en la última relación sexual 102
V.3 Análisis estadístico 107
V.3.1 Análisis estadístico univariado 107
V.3.2 Análisis estadístico bivariado y multivariado 108
V.4 Limitaciones metodológicas 121

SEGUNDA PARTE

VI. RESULTADOS 123

VI.1 Educación sexual 123
VI.1.1 Antecedentes de la educación sexual escolarizada 124
VI.1.2 Características demográficas y socioeconómicas de los varones adolescentes 130
VI.1.3 La educación sexual recibida en la escuela y fuera de ella 133
VI.1.3.1 La educación sexual recibida en la escuela 134
VI.1.3.2 La educación sexual recibida fuera de la escuela 137
VI.1.4 Evaluación sobre los contenidos aprendidos en la escuela sobre embarazo, Infecciones de transmisión sexual (ITS) y uso del condón 138
VI.1.4.1 Conocimiento del riesgo de embarazo 139
VI.1.4.2 Conocimiento sobre la prevención de las ITS 141
VI.1.4.3 Conocimiento del uso del condón 143
VI.1.5 El buen conocimiento del uso del condón asociado con educación sexual 145
VI.1.5.1 El buen conocimiento del uso del condón asociado con la educación recibida en la escuela y fuera de ella 145
VI.1.5.2 El buen conocimiento del uso del condón asociado con los conocimientos sobre el riesgo de embarazo y sobre la prevención de las ITS 152
VI.1.5.3 El buen conocimiento del uso del condón asociado con características seleccionadas 155
VI.1.6 Reflexión sobre los resultados encontrados 158

VI.1.7 Educación sexual más allá de las aulas escolares 168

VI.2 Uso del condón en la última relación sexual 170
VI.2.1 Características demográficas y socioeconómicas de los varones adolescentes 171
VI.2.1.1 Perfil de todos los estudiantes, de los no iniciados sexualmente, de los iniciados sexualmente y de los sexualmente activos y buen conocimiento del uso del condón 172
VI.2.1.2 Uso del condón en la primera y/o última relación sexual 176
VI.2.1.3 Perfil de los varones con más de una relación sexual que usaron el condón en la última relación sexual y buen conocimiento del uso del condón 177
VI.2.2 Factores asociados al uso del condón en la última relación sexual 180
VI.2.2.1 Modelo ecológico modificado 180
- *Esfera individual* 181
- *Esfera de la pareja* 188
- *Esfera del entorno social* 193
- *Las tres esferas en su conjunto* 197

VI.2.3 Reflexión sobre los resultados encontrados 203

VII. CONCLUSIONES 211

VII.1 Educación sexual 211
VII.2 Uso del condón en la última relación sexual 215
VII.3 Recomendaciones 220
VII.4 Futuras líneas de investigación 225

VIII. BIBLIOGRAFIA 227

PRIMERA PARTE

I. PRESENTACION

El estudio de las y los adolescentes desde diferentes disciplinas sociales y humanísticas ha cobrado recientemente interés en varios países en desarrollo, y esto se debe básicamente al gran número que esta población representa respecto al total. En el campo de la salud, el análisis de su comportamiento sexual y uso de métodos anticonceptivos se ha centrado básicamente en las mujeres. La presente investigación propone profundizar en el grupo de varones adolescentes desde el punto de vista de su salud reproductiva.

Este libro tiene dos objetivos generales, el primero es establecer el grado de conocimiento en educación sexual de los estudiantes varones adolescentes; y el segundo, examinar en los varones con inicio de vida sexual, los factores sociodemográficos, de la pareja y sociales que contribuyen en el uso de condón en la última relación sexual.

Se efectuó un análisis de datos de la *Encuesta de Salud Reproductiva de los estudiantes de las Escuelas de Educación Secundaria y Media Superior* llevada a cabo por Centro Regional de Investigaciones Multidisciplinarias de la Universidad Nacional Autónoma de México (CRIM/UNAM) aplicada a 15,488 estudiantes de escuelas públicas de 13 a 19 años de edad en Chiapas, Guanajuato, Guerrero, Puebla y San Luís Potosí, en el ciclo escolar 2002-2003. Para el presente análisis se seleccionaron a 7,484 varones adolescentes, los cuales representan el 48.3% del total de estudiantes entrevistados. El diseño muestral de esta encuesta fue representativo, por lo que los resultados obtenidos son extrapolables a todas las escuelas públicas de las cinco entidades federativas consideradas. Los temas abordados se refieren al conocimiento sobre la biología de la reproducción, métodos anticonceptivos e infecciones de transmisión sexual y uso de métodos anticonceptivos, entre otros. Con esta información se hizo una evaluación de sus conocimientos, y posteriormente, utilizando el modelo ecológico modificado propuesto por Aral y Gorbach (2002), se examinaron los principales factores asociados con el uso del condón en la última relación sexual en los varones adolescentes iniciados sexualmente.

Vale la pena señalar que la población objeto de estudio es la escolarizada, por tanto estos adolescentes tuvieron la oportunidad de aprender algunos contenidos sobre la biología de la reproducción y sexualidad de los libros de texto de la Secretaría de Educación Pública. A la fecha han sido escasas las evaluaciones de lo que los estudiantes saben respecto a estos temas, por lo que los hallazgos obtenidos en este trabajo pueden contribuir al planteamiento de acciones que ayuden a los adolescentes a ejercer su sexualidad de manera responsable y sin riesgos.

Este libro está dividido en dos partes; en la primera parte se presenta la justificación para estudiar a los varones adolescente, y a partir de ello se efectúa el planteamiento del problema elaborando las preguntas de la investigación, los objetivos generales y específicos y las hipótesis. También se muestra el marco conceptual que guiará esta tesis.

En la segunda parte, se exhiben los resultados obtenidos en el tema de educación sexual y en el del uso del condón en la última relación sexual. Con base en los principales hallazgos, se presentan las conclusiones, y se efectúan algunas recomendaciones y futuras líneas de investigación.

Hoy en día, no se sabe con precisión cuáles son para los varones adolescentes las necesidades de apoyo y orientación sobre su salud reproductiva. Una mejor comprensión de esto proporcionará pautas clave para favorecer un mejor manejo y una prevención más efectiva y adecuada a sus necesidades. Es de suma relevancia ahondar en el conocimiento que actualmente se tiene sobre ellos, en aras de preservar la salud de este creciente grupo poblacional en México.

II. JUSTIFICACIÓN

II.1 La población adolescente como objeto de estudio

Uno de los grupos humanos en el cual se ha focalizado recientemente el interés desde distintas disciplinas sociales, médicas y humanísticas es el de los adolescentes; con diferentes perspectivas y líneas de trabajo se han realizado investigaciones cuyo objetivo ha sido avanzar en el estado de su conocimiento.

Entre las principales motivaciones para centrar la atención en la población adolescente destaca el hecho de la elevada cifra que éstos representan a nivel mundial y sobre todo en los países menos desarrollados. Se estima que en 2010, había 1.200 millones de personas de 10 a 19 años de edad (UNICEF, 2011), que corresponde a casi un quinto de la población total (Juárez y Gayet, 2014). De estos adolescentes únicamente 118 millones vive en países industrializados (UNICEF, 2011).

II.1.1 La población adolescente mexicana en cifras

En el año 2010, México contaba con 112.3 millones de habitantes, de los cuales 19.6% era población adolescente de 10 a 19 años de edad (21.9 millones). Los y las adolescentes representaban al 20.2% y 19.0% de la población total de cada sexo, respectivamente (INEGI, 2011). De acuerdo con las últimas proyecciones de población, en 2015 los y las adolescentes constituye al 18.5% del conjunto de residentes del país (por sexo, 19.2% y 17.8% son varones y mujeres adolescentes, respectivamente) (cálculos propios con base en CONAPO, 2014). Estos datos confirman que en el país hay una estructura por edad joven que demandará recursos de todo tipo en el mediano y largo plazo, por lo que es necesaria una planeación adecuada para satisfacer sus necesidades.

II.1.2 La vulnerabilidad de la población adolescente

Tomando en consideración que los adolescentes se encuentran en una etapa de formación y forjamiento de su futuro, presentan vulnerabilidad en varios aspectos de su vida que pueden influenciar su proceso de transición a la adultez. A continuación se expone algunos de ellos.

Vulnerabilidad de los adolescentes en su educación

Desde el punto de vista educativo, de todos los adolescentes mexicanos, una parte se encuentra en situación de desventaja y exclusión social, al no tener los mínimos conocimientos que son necesarios para entrar con un buen nivel competitivo en el ámbito laboral. En México los años promedio de escolaridad en 2010 era de 8.6 años (INEGI, 2011), y en 2013 aumentó a 9 años (SEP, 2013), lo que equivaldría a la secundaria completa. Este nivel de educación promedio es insuficiente y limita a las personas para capacitarse y tener las mínimas habilidades que se requieren actualmente en los procesos productivos.

De acuerdo con el censo de población del 2010, la población de 10 a 19 años de edad que asistía a la escuela representa un 75.2% del total de adolescentes de este grupo etario (cálculos propios con base en INEGI, 2011). No obstante hay que tomar en cuenta que hay dificultades para lograr su permanencia de los que sí asisten a la escuela; de esta forma, a los 15 años, el 18% de los adolescentes desertan y casi la mitad lo hacen a los 18 años. Estos datos muestran que todavía hay un número significativo de personas que no tiene estudios secundarios básicos, los cuales son necesarios para aquellos que desean realizar estudios técnicos o continuar con los del nivel medio superior. Además la oferta en la educación media superior resulta a todas luces insuficiente ya que sólo atiende a dos tercios de los adolescentes en edad de cursarlos (Camarena, 2013).

Algunas investigaciones han mostrado que el estatus social de la familia y sus recursos económicos son los que determinarán, en gran medida, el nivel de educación que los adolescentes reciban (Alan Guttmacher Institute, 1998; Rodríguez, 2014). Este hecho conduce a pensar que la fragilidad que los adolescentes pueden tener en su futuro en algunos casos son situaciones que están fuera de sus manos. Contextos que, por ejemplo, a su vez los alejan de las expectativas de un trabajo bien remunerado, al cual sólo se puede acceder si se tienen los niveles adecuados de educación, y por consiguiente, la aspiración de mejores niveles de vida. Asimismo, su reducida escolaridad puede ser una barrera para que tengan la disposición de acceder a los servicios médicos y cuidar su salud, como lo hacen las personas con mayores niveles de educación, entre otras.

Vulnerabilidad de los adolescentes en el trabajo

Desde la perspectiva económica, dadas la situación de precariedad de muchas familias mexicanas, algunos adolescentes se ven en la necesidad de insertarse en el mercado laboral a edad temprana. Algunos de estos jóvenes ingresan al empleo informal, trabajando con horarios largos, con bajo ingreso y sin prestaciones sociales (Rodríguez, 2014). De acuerdo con la información del Censo de Población del 2010, del total de la población económicamente activa, 8% era población adolescente de 12 a 19 años de edad (9% de los varones y 6% de las mujeres). No obstante, estas cifras deben ser tomadas con reserva debido al subregistro de adolescentes que trabajan, y en particular de aquellos que laboran en empresas familiares en donde no reciben un pago en especie, y por lo tanto no lo consideran como trabajo.

En lo que se refiere a la categoría ocupacional, el comportamiento de los mercados de trabajo de México muestra un aumento importante y permanente del grupo juvenil en el sector agropecuario y en el terciario, caracterizado básicamente por el predominio de actividades informales (UNICEF, 2009; Horbath, 2004). Esta información nos hace ver que los oficios en los que están inmersos los adolescentes mexicanos no exigen altos niveles de preparación, y podríamos pensar que dados los niveles máximos de escolaridad de la mayoría de ellos, será poco probable que en un futuro cercano puedan acceder a puestos de mayor cualificación, y por ende de mayores percepciones económicas.

Vulnerabilidad en los adolescentes por su situación socioeconómica

Es necesario considerar México es un país de contrastes en donde hay diversas heterogeneidades sociales y económicas que son necesario tomar en cuenta. Al respecto, diversos órganos oficiales se han dado a la tarea de medir el grado de marginación de la población. De acuerdo con las estimaciones del Consejo Nacional de Población (CONAPO) para el año 2010, la distribución de la población adolescente de 10 a 19 años de edad según su grado de marginación muestra que el porcentaje de los que tienen alto grado de marginación (17.3%) sobrepasa al del nivel medio de marginación (14.8%). En general esta tendencia ha permanecido así en los últimos 20 años. Lo cual indica que una proporción considerable de adolescentes viven en situaciones precarias de vida, expuestos a diversos factores de riesgo y teniendo como consecuencia daños en diferentes esferas incluida la de la sanidad, debido a que muchos de ellos no cuentan con accesos a los servicios de salud (SSA, 2011).

Vulnerabilidad de los adolescentes en su salud

Los nuevos estilos de vida poco saludables adquiridos por muchos adolescentes en fechas recientes amenazan su salud y son diferenciales por sexo (CONAPO, 2010a). Así, en 2009 se reporta que la principal causas de egresos hospitalarios en los varones adolescentes son los traumatismos, envenenamientos y algunas otras consecuencias de causas externas, en tanto que en las mujeres adolescentes son el embarazo, parto y/o puerperio (SSA, 2011).

En relación con la mortalidad, uno de los logros sanitarios más importantes en México ha sido su continuo descenso, y por el otro, la transformación del perfil epidemiológico de la población. Como nunca antes, las personas tienen una mayor probabilidad de llegar a edades avanzadas y de hacerlo en mejores condiciones de salud que en el pasado. No obstante, dichos avances presentan características y escenarios distintos, ya se trate de niños, adolescentes, adultos y ancianos, así como para los hombres y las mujeres (CONAPO, 2010a). Hoy en día, las tres principales causas de muerte para el sector juvenil son los accidentes, las lesiones y los tumores malignos, seguidas de las afecciones asociadas a la maternidad y las defunciones por causas infecciosas y parasitarias. La carencia de una cultura preventiva que desincentive la exposición a riesgos, la cual está influenciada por los patrones culturales y las expectativas de los roles de género los conducen a comportamientos altamente desfavorables para la salud (CONAPO, 2010b).

Vulnerabilidad de los adolescentes en su salud reproductiva

En relación con la salud reproductiva[1], los adolescentes constituyen una población prioritaria ya que sus propias características (biológicas, psicológicas y sociales) los colocan en situación de vulnerabilidad (Margulis, 2003; Muñoz-Aguirre, 2006).

Las características típicas de la etapa de desarrollo en que se encuentran los adolescentes, tales como inquietudes ante la evolución de su cuerpo, retraso en la pubertad, temor a las anormalidades de sus órganos sexuales, problemas en la menstruación y en la eyaculación, angustia provocada por la escasa educación sexual y, además las modificaciones en sus relaciones interpersonales, conllevan a que sus comportamientos sexuales estén influidos por diversos factores del medio en que viven (García y Figueroa, 1992).

La falta de información y guía sobre anticoncepción, VIH, infecciones de transmisión sexual y SIDA, expone a los adolescentes a riesgos sexuales de embarazos no deseados, abortos, VIH/SIDA y otras infecciones de transmisión sexual. En México, un factor que dificulta la prevención de riesgos sexuales son los tabús hacia la sexualidad (Calabrini y cols., 1999). Varias investigaciones han consensado que la adolescencia es, hoy en día,

[1] La cual es definida por la OMS como "*el estado de completo bienestar físico, mental y social, en los aspectos relativos a la sexualidad y reproducción en todas las etapas de la vida. La salud reproductiva implica que las personas puedan tener una vida sexual segura y satisfactoria, la capacidad de tener hijos y la libertad de decidir si quieren tenerlos, cuándo y con qué frecuencia*" (Naciones Unidas, 2012).

un periodo en el que con el inicio de la actividad sexual, se adoptan patrones de comportamiento que tendrán efectos en la salud sexual y reproductiva que pueden impedir el potencial desarrollo durante la adultez (Rodríguez, 1996; Stern, 1995; Stern y Medina, 1999).[2]

Es por este motivo que es necesario proporcionar información accesible que permita a la gente joven involucrarse en patrones de conducta sexual más saludables y con mayor grado de responsabilidad (Calabrini y cols., 1999).

Con lo anteriormente expuesto, podemos vislumbrar que una parte considerable de los adolescentes mexicanos se enfrentan a un futuro poco prometedor debido a la falta la conocimientos adecuados, que les permitan la prevención a los riesgos sexuales que junto con las condiciones económicas y políticas del país los hace un grupo social vulnerable.

II.2 Importancia del conocimiento del tema

El estudio de varones y mujeres adolescentes es de suma relevancia ya que existen muchos vacíos en la información referente a su salud reproductiva, en especial a su conducta sexual y reproductiva y los riesgos que conllevan dichas prácticas. Es necesario estudiar el comportamiento sexual y reproductivo de los adolescentes, y no debe de investigarse aisladamente sino asociado, entre otras cosas, a su sexualidad (Szasz, 1998).

De hecho es necesario recalcar que el discurso sobre la sexualidad se encuentra revestido de ideología, mitos, secretos y prohibiciones, pero también de concesiones y mecanismos ambiguos; por lo que la sexualidad no constituye un dispositivo ya estructurado previamente, sino que se va estableciendo a lo largo de la historia de cada individuo (Figueroa, 1993). Algunas investigaciones que han ahondado en la sexualidad humana, muestran las aparentes incongruencias entre los deseos, intereses y

[2] Este tema está expuesto con mayor detalle en el siguiente apartado (II.2).

necesidades de las personas, y las prácticas sexuales que declaran tener; esta situación ha despertado interrogantes sobre las desigualdades sociales y las relaciones de poder que permean esas prácticas (Szasz, 1998; Figueroa, 1993 y 2013; De Jesús- Reyes y Menkes, 2014; Quiroz y cols., 2014).

Además, en el estudio de la sexualidad, se ha enfatizado la necesidad de tener una perspectiva sociológica, demográfica, histórica y antropológica, para poder analizar la manera en la cual los cambios sociales crean distintos espectros de expresión de la sexualidad, y en consecuencia, modificaciones en sus prácticas y concepciones (Szasz, 1995). Es por ello que debe efectuarse un abordaje más integral cuando se estudia a este grupo poblacional.

II.2.1 Escasos estudios sobre varones adolescentes

Gran parte de la historia de los estudios de población de tipo cuantitativo se han centrado casi exclusivamente en las mujeres y, específicamente, en su fecundidad y en sus vidas reproductivas (UNFPA, 2005; Figueroa, 2013; Campero y cols., 2013). Por tanto, la información se ha recabado básicamente en encuestas demográficas teniendo como principal objeto de estudio a las mujeres unidas.

Los estudios enfocados en los hombres en general son muy escasos, y en particular hay carencia de información sobre varones adolescentes basada en evidencia científica relevante y actualizada (Pick y Poortinga, 2005; Campero, 2011). A la fecha poco se sabe acerca de cómo se comportan en el ámbito de la sexualidad y la reproducción, y de sus actitudes respecto a sus comportamientos asociados a esta temática (Stern y cols., 2003).

De hecho, en gran parte de las investigaciones, la referencia a los hombres como sujetos directos del análisis es mínima o casi nula, sino más bien se incorporan al análisis como componentes indirectos de las experiencias reproductivas de las mujeres, pudiendo llegar a ocultar la necesidad de documentar las experiencias reproductivas de la población masculina o considerarla improcedente, innecesaria y menos urgente conocer la forma en que los varones son reconocidos como titulares de derechos reproductivos (Figueroa, 2013). En consecuencia, son pocos los servicios y programas de salud reproductiva que reflejan las necesidades y perspectivas específicas de los hombres (UNFPA, 2005), y la situación es aún más crítica para los varones adolescentes.

Desde la Conferencia de Población y Desarrollo en El Cairo (1995) se exhortó a los países a promover el apoyo de los hombres en la lucha por la igualdad de los géneros y alentar su participación y su responsabilidad compartida en todos los aspectos de la vida en familia y la salud reproductiva. En especial se sugirió la promoción y capacitación de los varones para que se responsabilicen de su comportamiento sexual y reproductivo (Stern y cols., 2003; UNFPA, 2005). No obstante, a la fecha se han efectuado escasos esfuerzos coordinados que en general hayan logrado impactar en un cambio de actitud de la población masculina en esta materia.

II.2.2 ¿Qué sabemos sobre la salud reproductiva de la población adolescente?

A continuación se enumeran los principales hallazgos encontrados de la evidencia científica en materia de salud reproductiva en mujeres y varones adolescentes.

Inicio sexual en adolescentes

Se ha observado que el inicio a la vida sexual ocurre de manera diferencial en las distintas regiones del mundo en desarrollo, en los distintos estratos sociales, y para hombres y mujeres. En muchos casos el inicio sexual se da junto con el inicio de la unión, pero más frecuentemente se nota una separación entre estos dos eventos (Juárez y Gayet, 2014).

A pesar de que la información relativa a los varones adolescentes es escasa, la recopilación de información de encuestas efectuadas en 39 países menos desarrollados, realizadas de 1996 a 2005, muestra diferencias en la iniciación sexual entre los sexos. Los principales hallazgos encontrados son, en general, que el debut sexual masculino tiende a ocurrir a edad más temprana que el de las mujeres, y los varones tienen mayor número de compañeras sexuales, tanto dentro como fuera del matrimonio (UNFPA, 2005).

En otro estudio con información de varones adolescentes de 15 a 19 años de edad en 17 países, se indagó sobre el número de parejas sexuales de los varones adolescentes solteros sexualmente activos, mostrando que una proporción sustantiva de ellos había tenido dos o más parejas sexuales el año anterior, y varía entre el 20 y 39% en 5 de los 17 países, y entre el 40 al 61% en los otros 12 países. En el caso de las mujeres de 15 a 19 años de edad con información de 12 países, se estima que el número de compañeros sexuales de las adolescentes sexualmente activas es mucho menor, y la proporción de las que dijeron haber tenido dos o más parejas en el año anterior a la entrevista varía entre el 10 al 30% (National Research Council and Institute of Medicine, 2005).

Otro hallazgo relevante es que los hombres adolescentes y los jóvenes varones tienden a tener mayor cantidad de compañeras sexuales que los hombres de más edad, lo cual refuerza la necesidad de prestar atención especial a este grupo de edades en lo concerniente sus comportamientos de riesgo. De hecho en casi todos los países en desarrollo encuestados, los hombres de 20 a 24 años de edad, en su mayoría, informaron que su iniciación sexual había ocurrido antes de cumplir 20 años. Aun cuando esto varía sustancialmente de una región a otra, en algunos países hasta un 35% manifiestan que su iniciación sexual ocurrió antes de cumplir 15 años de edad (Alan Guttmacher Institute, 2003; UNFPA, 2005).

En el caso de las mujeres adolescentes, su debut sexual muy temprano (antes de los 15 años) en la mayoría de los países menos desarrollados se produce principalmente en el contexto de los matrimonios precoces, mientras que para los varones esto casi nunca es el caso (Dixon-Mueller, 2007). El matrimonio es relativamente infrecuente entre los hombres que tienen poco más de 20 años o menos (UNFPA, 2005).

Otra investigación más reciente con datos de 30 países menos desarrollados reporta que la proporción de varones de 15 a 19 años que ha tenido relaciones sexuales va desde 8% en Etiopía a 69% en Mozambique, y la de las mujeres de ese grupo de edad va de 10% en Guatemala a 73% en Mozambique (Juárez y Gayet, 2014).

De acuerdo con las encuestas nacionales efectuadas en México, en 2010 26.4% de los varones adolescentes de 15 a 19 años de edad y 20.1% de las mujeres adolescentes con las mismas edades había iniciado su vida sexual (cálculos propios con base en IMJUVE 2011). En 2012, se obtiene que 25.5% de los varones de 12 a 19 años de edad y 20.5% de las mujeres del mismo grupo de edad iniciaron su actividad sexual (Gutiérrez y cols., 2013).

En una investigación más reciente donde se comparan datos de adolescentes de tres encuestas nacionales, se evidencia un leve incremento en la proporción de población que ha tenido relaciones sexuales antes de los 20 años; no obstante, la proporción de quienes inician antes de los 16 años no ha cambiado en el tiempo en los dos sexos (Gayet, 2014). También se muestra que en los últimos 30 años en México ha habido pocos cambios en la primera relación sexual, aunque las proporciones de aquellos que inician dicha actividad son mayores en el caso de los varones que en las mujeres, mostrando una diferencia que podría deberse a los mandatos de género presentes en la sociedad, que aceleran el inicio sexual de los hombres y retrasan el de las mujeres (Bozon y cols., 2009).

En relación con la información del comportamiento sexual de los adolescentes varones por estrato socioeconómico, éste es un factor de diferenciación en la edad de inicio sexual antes de los 16 años, y los varones de los estratos bajo y medio se inician más tempranamente que los de los estratos muy bajo y alto. A diferencia de las mujeres adolescentes, donde el inicio sexual antes de los 20 años y antes de los 16 años es más temprano cuanto más bajo es su estrato social (Gayet, 2014).

Las relaciones sexuales se inician, a decir por algunos estudiantes adolescentes varones mexicanos, por experimentar la sexualidad y placer, quedando relegado el argumento del amor (Quiroz y cols., 2014). Los varones también reportan un mayor número de parejas sexuales, acumuladas o simultáneas, e inicio más temprano de relaciones sexuales (CONAPO, 2010a; Menkes y Suárez, 2003; González-Garza y cols., 2007; Librero y cols., 2008).

En relación con el número de parejas sexuales de los adolescentes mexicanos sexualmente activos, los datos de la Encuesta Nacional de la Juventud 2010 muestran que el 57.0% de los hombres adolescentes y 81.2% de las mujeres adolescentes de 15 a 19 años de edad habían tenido una sola pareja en el último año; en tanto que el 16.6% de los varones y 9.0% de las mujeres señaló haber tenido dos parejas, y 18.9% de los varones y 5.4% de las mujeres tuvo tres o más parejas sexuales (cálculos propios con base en IMJUVE, 2011). Estos datos confirman que los varones adolescente tienen mayor número de compañeras sexuales, arriesgando en mayor grado su salud sexual y reproductiva debido a la escasa protección de métodos de prevención de embarazos y de infecciones de transmisión sexual (ITS) en todas sus relaciones sexuales (Stern y cols., 2003).

Embarazo adolescente

El interés de estudiar el embarazo adolescente se debe a que el mismo se ha acrecentado en las últimas décadas en muchas regiones del mundo en desarrollo. No obstante, los esfuerzos de recolección de datos se han centrado exclusivamente en las mujeres.

Los embarazos en mujeres adolescentes ocurren con una frecuencia muy variada entre los distintos países, y al interior de los mismo, entre distintos grupos etarios, socioeconómicos y étnicos. El factor común hallado en todos los países menos desarrollados estudiados es que las adolescentes más pobres, las que viven en zonas rurales o marginadas y las que son analfabetas o tienen poca educación son más propensas a embarazarse en comparación con las más ricas, urbanas y educadas. Las estadísticas mundiales muestran que alrededor del 19% de las adolescentes en países en desarrollo se quedan embarazadas antes de los 18 años de edad (FNUAP, 2013).

En México, la tendencia histórica del embarazo adolescente muestra que la tasa de embarazo de las mujeres de 15 a 19 años de edad ha disminuido de 119 a 77 embarazos de madres adolescentes de 1982 al 2008. A pesar de que ha habido un descenso considerable en el embarazo adolescente, el análisis de la distribución porcentual de las tasas de embarazo muestran que en 2005 estas tasas contribuyen en un 13.3% con respecto a la tasa total de embarazos ocurridas en el país, con un valor poco mayor a lo que aconteció en 1991, hecho que confirma que el embarazo ha descendido en mayor grado que en otros grupos de edad (Menkes y Serrano, 2010).

El escaso conocimiento de los adolescentes de la biología de la reproducción, aunado a la naturaleza esporádica de la actividad sexual de la gente joven y la imprevisibilidad de esta actividad y el no uso de protección pone a los adolescentes en riesgo de embarazos no planeados. Aunado a esto, las normas culturales mexicanas alientan a las parejas a consolidar su unión y a tener el primer hijo inmediatamente después del matrimonio por lo que en el año 2009 el primer uso de anticonceptivos es posterior al intervalo protogenésico en la mitad de la población femenina (Juárez y cols., 2013).

En una investigación efectuada a estudiantes adolescentes varones de Morelos y Ciudad de México en relación con el embarazo adolescente se muestra que gran parte de ellos (68%) opinan que es un evento negativo, y que el hecho de que una mujer u hombre adolescente deseen vivir la experiencia de un embarazo está principalmente relacionado con el amor o deseo de una familia o razones relacionadas con identidades tradicionales de género, tales como "*demostrar que es un verdadero hombre*" en el caso de los varones (Quiroz y cols., 2014, p. 83).

Las circunstancias que conllevan a que una adolescente se embarace están en muchas ocasiones desligadas al deseo o a la planeación del embarazo, y en México una parte importante de los embarazos adolescentes son no deseados (las estimaciones varían entre el 40 y 60%) (Zúñiga y cols., 2000,

Menkes y Suárez, 2013). Ante este hecho, algunos grupos sociales, tales como el de los estudiantes varones adolescentes, se pronuncian a favor del aborto como una opción viable, lo cual refleja que muchos de estos varones adolescentes no se hace responsable ante un embarazo en la pareja, ya que ellos sólo lo miran a distancia, y también lo visualizan como una posible huida ante la eventual paternidad (Quiroz y cols., 2014).

Algunos de los embarazos no deseados, terminan en abortos que en muchas ocasiones se llevan a cabo en condiciones poco saludables arriesgando la salud de la madre adolescente (Núñez, 2000). De acuerdo con las estimaciones de aborto por edad en 2009, las adolescentes de 15 a 19 años de edad presentan la segunda tasa más alta, a la par con las mujeres de 25-29 años de edad con 44 abortos por cada 1000 mujeres (Juárez y cols., 2013).

Fecundidad adolescente

Al igual que el embarazo adolescente, la fecundidad adolescente permanece alta en muchas partes del mundo. Así, del total de nacimientos adolescentes habidos en el planeta, el 95% ocurren en países menos desarrollados, y nueve de cada diez de estos nacimientos ocurren dentro de un matrimonio o unión (FNUAP, 2013).

El embarazo y parto a edades tempranas (menores de 15 años) refleja el poco poder de decisión que las adolescentes pueden tener sobre sus cuerpos, además de la pobreza y las presiones, de compañeros, pares, familias y comunidades. Y en muchos casos, es el resultado de la violencia y la coacción sexual. Las adolescentes que tienen poca autonomía, particularmente, las que son forzadas al matrimonio, tienen poco poder de decisión sobre si quieren quedarse embarazadas o cuándo (FNUAP, 2013).

Si bien en México se ha encontrado que la tendencia histórica de la tasa global de fecundidad[3] ha disminuido a lo largo del tiempo (de 3.3 hijos por mujer entre 1989-1991 a 2.2 hijos por mujer en 2006-2008), en mujeres adolescentes la fecundidad sigue siendo elevada; de esta forma, mientras que en 2006-2008 la tasa de fecundidad en mujeres de 35 a 39 años[4] es de 40.8 hijos por cada mil mujeres, en el caso de las que tienen de 15 a 19 años de edad la tasa de fecundidad es de 69.5 hijos por cada mil adolescentes (CONAPO, 2009).

Se estima que durante el quinquenio 2004-2008, del total de los nacimientos estimados en el país, el 15.5% son de madres adolescentes (INEGI, 2012), y gran parte de los nacimientos se dan dentro de una unión, o bien, se legaliza la unión poco después del nacimiento del primer hijo. Por lo que las madres solteras adolescentes son relativamente pocas (una de cada diez madres adolescentes es soltera) (Colín-Paz y Villagómez-Ornelas, 2010).

En relación con los varones adolescentes, no se ha podido precisar con certeza sus niveles de fecundidad, y esto obedece a numerosas razones entre las que destaca la difícil obtención de información con certeza de un hecho que en muchos casos ellos desconocen, y que tiene que ver con el escaso compromiso de las consecuencias de un ejercicio riesgoso de su sexualidad.

Lo que sí se ha podido estudiar son los significados que las personas le dan a la maternidad o paternidad en la adolescencia en función de las circunstancias del embarazo y del sector socioeconómico de pertenencia, los cuales tienen sentido y requerimientos diferentes entre hombres y

---

[3] La tasa global de fecundidad representa el promedio de hijos que tendría una mujer (o grupo de mujeres) durante su vida, si sus años de reproducción transcurrieran conforme a las tasas de fecundidad por edad de un año determinado, sin tomar en cuenta la mortalidad (Pressat, 1977).

[4] La tasa de fecundidad se refiere al número de nacimientos de una parte de la población femenina en edad de procrear entre la población femenina a mitad de año de ese mismo grupo de edad (Pressat, 1977).

mujeres, hechos significativos que deberían ser tomados en cuenta en la planeación de programas (Dixon-Mueller, 2007).

Conocimiento de métodos anticonceptivos

En términos generales un estudio multicéntrico efectuado en 39 países menos desarrollados muestra que la salud reproductiva y la anticoncepción siguen siendo primordialmente responsabilidad de la mujer, por lo que el involucramiento de los varones para conocer y hablar con sus parejas de los métodos anticonceptivos es escaso (Alan Guttmacher Institute, 2004; UNFPA, 2005).

En cuanto al conocimiento de métodos anticonceptivos, el principal problema en los adolescentes es que aun cuando éstos hayan oído hablar de ellos, carecen de información precisa sobre cómo utilizarlos (Juárez y Gayet, 2014). Al respecto, las encuestas demográficas y de salud (reproductiva) disponibles (y centradas principalmente en mujeres) indican que la gran mayoría de las adolescentes han oído hablar de algún método anticonceptivo; sin embargo, si se analiza su conocimiento en profundidad, se identifica que para muchas de ellas, éste es erróneo o incompleto (Menkes y cols., 2006; Mendoza y cols., 2009). Por ejemplo, mientras que un 65.4% de las mujeres mexicanas de 15 a 49 años de edad responden correctamente a lo que debe hacerse cuando se olvida tomar una pastilla (hormonal), este conocimiento disminuye a 18.7% en las adolescentes de 15 a 19 años de edad. De igual forma, en la anticoncepción de emergencia, 37.4% de todas las mujeres en edad reproductiva dieron una respuesta correcta respecto al tiempo después de la relación sexual en que se debe tomar, en contraste con 31.6% de las adolescentes (Palma y Palma, 2007; Mendoza y cols., 2009).

El conocimiento básico de la población adolescente sobre el uso del condón masculino fue indagado en 2012 en la ENSANUT mediante la formulación de dos preguntas. La primera, indagó sobre el número de veces que se puede usar un condón masculino. Los resultados mostraron que 88.1% de los hombres adolescentes de 12 a 19 años de edad y 80.8% de las mujeres adolescentes del mismo grupo etario dio la respuesta correcta, sin embargo, el hecho de que uno de cada cinco no tiene un información errónea del condón es elevada. La segunda pregunta exploró la utilidad del condón masculino para evitar un embarazo o una infección de transmisión sexual (ITS), obteniéndose que 78.5% del total de adolescentes respondió que servía para ambas situaciones, y el porcentaje de respuesta de uso reportado por sexo fue similar en cada sexo (Gutiérrez y cols., 2013). Lo anterior muestra el vacío que debe cubrirse para que toda la población adolescente tenga un conocimiento correcto del condón.

La literatura revisada muestra la carencia de estudios, particularmente en hombres, que se hayan abocado a evaluar el conocimiento verdadero que la población adolescente tiene sobre diferentes métodos anticonceptivos. Esta situación puede llevar a una planeación inadecuada de las acciones que deben efectuarse en este grupo etario para la erradicación del uso incorrecto de métodos anticonceptivos, su uso discontinuo o no uso por desinformación o tabús.

Uso de métodos anticonceptivos

El uso de anticoncepción entre jóvenes, especialmente solteros, es limitado en numerosos países menos desarrollados (Juárez y Gayet, 2014). La evidencia internacional muestra que la proporción de mujeres adolescentes solteras de 15 a 19 años de edad sexualmente activas que usa algún método anticonceptivo moderno es baja en varios países de África (con menos del 20%), e intermedia (entre 30 y 40%) para la mayoría de países de América Latina (Juárez y Gayet, 2014). Los pocos estudios que investigan a los varones adolescentes, han encontrado que además de considerar a la anticoncepción como responsabilidad de la mujer, ellos ignoran algunas de las opciones que se ofertan a la población adolescente (Juárez y Bayer, 2011; Juárez y cols., 2013).

Si en general el uso de método de regulación de la fecundidad en la población adolescente son bajos, estos son todavía menores en la primera relación sexual. En México en el año 2009, sólo 38% de las mujeres adolescentes usó algún método anticonceptivo durante su debut sexual (Mendoza y cols., 2010).

De acuerdo con los datos de la Encuesta Nacional de la Juventud 2010 se obtuvo que 69.9% de los varones adolescentes y 57.5% de las mujeres adolescentes de 15 a 19 años de edad utilizaron protección anticonceptiva en su primera experiencia sexual (cálculos propios con base en IMJUVE, 2011).

Respecto a la población adolescente que no uso protección anticonceptiva en su debut sexual, se indagó sobre las principales razones argumentadas para no haberse protegido. El principal motivo mencionado por todos los adolescentes del país fue la no planeación de la relación sexual; no obstante, el peso dado a estas respuestas es diferente según el sexo de adolescente. Así, mientras que 54.9% adolescentes varones señalaron que no esperaban tener relaciones sexuales, 43.2% de las mujeres dio este argumento (cálculos propios con base en IMJUVE, 2011). Esta misma razón ha sido documentada en la literatura internacional como una de las principales razones para el no uso de los anticonceptivos (National Research Council and Institute of Medicine, 2005).

Datos más recientes referentes en específico al uso del condón, muestran que en 2012 el 80.6% de los varones de 12 a 19 años de edad con vida sexual activa usó condón en su primera relación sexual, en contraste, con sólo el 61.5% de las mujeres adolescentes (Gutiérrez y cols., 2013).

Las estimaciones de dos encuestas nacionales efectuadas en los años 2009 y 2012 permiten una comparación en el tiempo sobre el uso de métodos de prevención en la primera relación sexual. A pesar de que la prevalencia[5] estimada es muy diferente en ambas encuestas, ambas fuentes de información coinciden en el notorio aumento de uso de algún método anticonceptivo en su debut sexual, mismo que fue medido por el cambio entre generaciones. En relación con el método anticonceptivo más utilizado por todas las cohortes de hombres y mujeres analizadas se obtuvo que fue el condón masculino (Gayet, 2014). En esta investigación se evidencia las

[5] La prevalencia es una proporción que indica la frecuencia de un evento (Moreno-Altamirano y cols., 2015).

dificultades que hay en el país para saber con precisión el nivel de uso de anticonceptivos entre la población adolescente.

En algunos estudios nacionales se ha indagado en mujeres y varones adolescentes sobre los factores que inciden en el uso de métodos anticonceptivos en la primera relación sexual, encontrado que existe una relación directa entre menor uso de anticonceptivos y una menor edad de inicio sexual, una menor escolaridad, un estrato socioeconómico bajo, una mayor condición de indigenismo, y habitar en áreas rurales, y en el caso de las mujeres el estar unidas (Gayet et al., 2003; Menkes y Serrano, 2010; Welti, 2010; De Jesús-Reyes y Menkes, 2014; Gayet, 2014). Otros estudios han mostrado que también existen factores disposicionales para el uso del condón, tales como planear la primera relación sexual, proponer el uso del condón y el haber ingerido alcohol (De Jesús-Reyes y Menkes, 2014).

Si el análisis se centra en el uso actual de métodos anticonceptivos, la tendencia histórica de las mujeres adolescentes sexualmente activas de 15 a 19 años de edad muestra que el uso de métodos anticonceptivos aumentó 16 puntos porcentuales entre 1987 y 2009 (de 38.8% a 54.9%) (CONAPO, 2009); y esto se debe principalmente al incremento del 19% en el uso de métodos modernos, con una disminución del 3% en el uso de métodos tradicionales (Mendoza y cols., 2010). En el caso de los varones adolescentes, desafortunadamente no se puede tener una tendencia del uso de métodos anticonceptivos de ellos y sus parejas debido a que no hay datos disponibles que muestren su evolución en el tiempo.

La información disponible de la Encuesta Nacional de Salud y Nutrición 2012 muestra que el uso del condón en la última relación sexual es mucho menor que en la primera relación sexual. Así, 78.3% de los varones adolescentes de 12 a 19 años de edad con vida sexual activa usó condón en su último encuentro sexual, en tanto que sólo 45.9% de las mujeres con estas edades señaló que su pareja lo había usado (Gutiérrez y cols., 2013).

Algunos de los discursos dado por los varones adolescentes para el no uso de métodos anticonceptivos, y en específico sobre el condón, se asocia a que al usarlo "*no sienten*" y esto a su vez resulta una barrera que impide el placer dentro de las relaciones sexuales, lo que finalmente pone en riesgo su masculinidad (De Jesús-Reyes y Menkes, 2014, p. 89). También se encontró que la valoración que los varones hacen sobre el embarazo puede determinar el uso o no uso del condón; es así como se encontró que los estudiantes varones sexualmente activos que consideran al embarazo adolescente como un evento muy negativo, tienen un 80% más de posibilidad de reportar uso del condón (95%IC: 1.1-3.1) en comparación con aquéllos que tienen una opinión positiva ($p \leq 0.05$) (Quiroz y cols., 2014).

Se ha documentado que el que una persona cumpla con una norma sobre sexo protegido dependerá de su percepción de riesgo; y el avalúo específico del costo/beneficio de la sanción relacional esperada. De esta forma, la presión de cumplir con sexo seguro será fuerte, cuando esta presión es ejercida en el campo social en el cual las relaciones sexuales son fijadas (Ferrand y Snijders, 1997). Además, el estudio de las relaciones sexuales y sus normas efectivas, requiere de la consideración del balance de poder entre la pareja (Bastard y cols., 1997), el cual está profundamente influenciado por factores institucionales y macro sociales (Van Campenhoudt y Cohen, 1997).

Infecciones de transmisión sexual

La vulnerabilidad de la población adolescente a las infecciones de transmisión sexual está estrechamente asociada a su comportamiento sexual. La edad de inicio sexual, la unión marital temprana, las prácticas sexuales de riesgo y el sexo comercial son algunos de los principales factores que contribuyen a su transmisión (National Research Council and Institute of Medicine, 2005).

En muchos países, tener relaciones sexuales con muchas mujeres es la medida de la virilidad del adolescente o joven, por lo que para analizar las ITS y en particular el VIH es necesario incluir a los varones, ya que un comportamiento de riesgo puede potenciar la epidemia y cuya inclusión en las acciones de prevención tiene importancia crítica para que éstas tengan éxito (UNFPA, 2005).

Tomando en consideración que de todas las nuevas infecciones de VIH en el mundo, tres cuartas partes son resultado de la transmisión sexual entre hombres y mujeres, es necesario subrayar que las actitudes y los comportamientos de los varones tienen importancia crítica para las acciones de prevención, ya que ellos tienen un papel preponderante en las decisiones sobre cuestiones sexuales, inclusive sobre el uso o no del condón masculino, lo cual depende en gran medida del acceso al método así como su uso correcto. De hecho, aun cuando las personas, en su mayoría, comienzan su actividad sexual durante la adolescencia, éstos tienen dificultad para obtener condones y muchos no saben cómo utilizarlos correctamente. Las investigaciones han mostrado que los adolescentes, en su mayoría, carecen de efectivos programas de prevención de calidad, donde se aborden la pobreza y los estereotipos de género que impulsan las ITS y en especial la epidemia del VIH/SIDA (UNFPA, 2005).

Si a lo anterior se incluye la dificultad de negociación, la multiplicidad de parejas sexuales y la falta o inconsistencia en el uso del condón hace que los adolescentes sean una población de alto riesgo para contraer enfermedades de transmisión sexual, teniendo importantes consecuencias sobre su salud; entre ellas, un incremento en el riesgo de adquirir VIH, infertilidad o complicaciones en el embarazo, entre otras (UNFPA, 2003).

De hecho, la epidemia de SIDA ha puesto de manifiesto el papel crítico, del hombre ante la ausencia de una vacuna o cura, los cambios en los comportamientos masculinos son fundamentales para prevenir la propagación del VIH (UNFPA, 2005). De esta forma, es importante en primera instancia, el propio conocimiento que los hombres tienen sobre la prevención.

En un estudio multicéntrico llevado a cabo en 39 países menos desarrollados se encontró que la proporción de varones de 15 a 49 años de edad que saben que el condón previene el VIH varía ampliamente por país, desde 9% en Bangladesh hasta 82% en Brasil (UNFPA, 2005).

En México, las ITS se ubican entre las diez primeras causas de morbilidad general en el grupo de 15 a 44 años de edad (SSA, 2003). Si esta población no recibe tratamiento médico por alguna ITS puede traer como consecuencia efectos adversos en la salud; por ejemplo, la falta de tratamiento en casos de gonorrea en los varones puede desembocar en esterilidad masculina, y en las mujeres en embarazo ectópico, infertilidad tubárica y dolor pélvico crónico; asimismo, la infección por el virus de papiloma está asociada al desarrollo del cáncer cervical (Alan Guttmacher Institute, 1998).

En relación con el conocimiento de las ITS en una encuesta en estudiantes de Educación Básica y Media Superior (13-19 años) en cinco entidades mexicanas con rezago en materia de salud reproductiva se muestra que hay un conocimiento incompleto ya que la mayoría de los varones y mujeres adolescentes refiere que el uso del condón evita su contagio, sin embargo casi la mitad de cada sexo afirma que el uso de óvulos o pastillas anticonceptivas también previene una ITS (Menkes y cols., 2006).

En lo que se refiere al SIDA, desafortunadamente éste se ha convertido en una enfermedad común en muchos países del mundo, dejando a su paso una gran cantidad de niños huérfanos. A nivel mundial, la mitad de los nuevos casos de VIH ocurren en población de 15 a 24 años de edad (UNFPA, 2003; Alan Guttmacher Institute, 1998), y en América Latina y el Caribe, la principal vía de transmisión del VIH son las relaciones sexuales no protegidas (UNESCO, 2010).

En la población adolescente mexicana de 10 a 19 años de edad se reportaron 4,072 casos acumulados de SIDA entre 1983-2016[6] (67.6% corresponden a los varones y 32.4% a mujeres) de un total de 184,304 casos, obteniendo una prevalencia de 2.2% en este grupo etario. La principal forma de transmisión es la vía sexual. También se notificaron 3,536 casos acumulados de adolescentes de 10 a 19 años de edad que continúan como seropositivos al VIH en el mismo periodo de tiempo

[6] Información preliminar al 30 de junio de 2016.

(61.1% varones y 38.9% mujeres) de un total de 62,009 casos, con una prevalencia de 5.7% (SSA/CENSIDA, 2016).

Para que la población adolescente pueda separar fácilmente el ejercicio de la sexualidad del de la procreación, así como asegurar una protección hacia las ITS, es necesario que éstos tengan acceso a métodos anticonceptivos modernos. Muchos adolescentes no usan anticonceptivos por temor, desconocimiento, sentimientos de culpa o falta de acceso a los medios adecuados (Szasz, 1995). En contraste, cuando los adolescentes tienen inicialmente un buen conocimiento sobre las ITS, su comportamiento sexual subsecuente es más responsable, con un menor número de compañeros sexuales y un mayor uso consistente del condón (National Research Council and Institute of Medicine, 2005).

Criterios de definición de la adolescencia

La relevancia del estudio de la población adolescente desde diferentes perspectivas se ha ido mostrando a lo largo del desarrollo de este capítulo; no obstante, vale la pena hacer notar que en la literatura científica no hay un criterio unificado de la definición de *"adolescencia"*.

Desde el punto de vista bio-psico-social, la adolescencia se caracteriza por una progresión desigual en el desarrollo de las estructuras del cerebro y los procesos mentales que están asociadas con las emociones, las relaciones interpersonales (empatía, la vinculación social), y la capacidad de pensamiento crítico y lógico. La Convención de las Naciones Unidas sobre los Derechos del Niño reconoce que "el desarrollo de capacidades" de los adolescentes para tomar decisiones responsables es un aspecto fundamental del ejercicio de sus derechos a la libertad y la protección (artículos 5, 14). Cook y Dickens (2000) proponen que una señal de tal madurez es su comprensión sobre la necesidad de proteger su salud sexual y reproductiva y solicitar servicios anticonceptivos (y/o condones para protegerse contra las ITS) cuando son o están a punto de ser sexualmente activos. Esta interpretación cae en por lo menos tres dimensiones de preparación cognitiva para las relaciones sexuales, cada una de las cuales depende de la adquisición de información esencial y habilidades prácticas, así como de las capacidades cognitivas innatas en los siguientes aspectos: 1) La comprensión de la necesidad de protección de los embarazos no deseados y las ITS / VIH; 2) La capacidad de acción en la información sobre salud sexual y reproductiva; y 3) La capacidad de anticipar y planear la actividad sexual. Todas estas capacidades o competencias están relacionadas con las capacidades de los adolescentes para tomar decisiones seguras voluntariamente e informadas sobre aspectos clave de su vidas, incluida su salud sexual y reproductiva (Dixon-Mueller, 2008).

Debido a que las edades cronológicas y etapas de desarrollo no están muy sincronizadas, y porque los entornos de riesgo, las oportunidades y las limitaciones difieren dramáticamente entre y dentro de los países, el establecimiento de una edad mínima bajo la cual los adolescentes varones y mujeres son *demasiado jóvenes* para efectuar transiciones sexuales, maritales y reproductivas seguras es arbitraria (Dixon-Mueller, 2008).

Entonces, si se toma como criterio para definir la adolescencia a la edad cronológica de los individuos, la principal limitación de los indicadores demográficos sobre los conocimientos y comportamientos de los adolescentes en su salud sexual y reproductiva es que están a menudo basados en el grupo de edad 15-19 y principalmente en mujeres (Campero y cols., 2013).

Aunado a todo lo anterior, es necesario tomar en cuenta que los efectos de la globalización en las actitudes, comportamientos y oportunidades de los adolescentes y jóvenes son desiguales y están asociadas con los entornos político, socioeconómico y cultural en que viven. De esta forma, la sociedad tiene diferentes edades normativamente establecidas para diferentes eventos en la vida de las personas que dificultan establecer la línea divisoria entre la adolescencia y el paso a la adultez. Así, la edad de consentimiento legal para el inicio de relaciones sexuales suele ser generalmente menor que la edad legal para participar políticamente o ingresar al mercado laboral (Juárez y Gayet, 2014). Entonces, cualquiera de los criterios que se tome en cuenta para definir a la *"adolescencia"* dejará a un lado lo argumentado en otras disciplinas. Sólo con fines analíticos, en este trabajo se considerarán como adolescentes a aquellos individuos que tienen de 10 a 19 años de edad, criterio de edad coincidente con la propuesta efectuada por las Naciones Unidas y la OMS para estudiar a este grupo etario (UNICEF, 2011; National Research Council and Institute of Medicine, 2005).

II.2.3 Comportamientos de riesgo de los varones adolescentes

La literatura científica revisada anteriormente, muestra cómo los varones adolescentes tienen comportamientos de riesgo que vulneran diferentes aspectos de su bienestar. A continuación se hace énfasis en algunos de los que se consideran centrales desde el punto de vista de su salud reproductiva.

Comportamientos de riesgo en su vida social por las diferencias de género y la construcción de la masculinidad

Una de las primeras consideraciones que deben efectuarse al estudiar a los hombres es que no pueden considerarse un grupo homogéneo ya que las normas varían, tanto entre distintas sociedades como dentro de una misma sociedad en función de diversos factores socioeconómicos, culturales, étnicos y otros. No obstante, el ideal de masculinidad está muchas veces asociado con bravura, fortaleza, independencia y actividad sexual (UNFPA, 2005).

El concepto de masculinidad vigente está conectado con la auto identidad, el sentido de pertenencia y de la propia valía. Cuando domina un ideal de masculinidad, probablemente será transmitido en primer lugar dentro de la familia y luego será reforzado por la comunidad, por otros hombres y mujeres, por los líderes de opinión y por los medios de difusión. En consecuencia, los adolescentes varones y los hombres enfrentan presiones para alcanzar ese ideal. A menudo, internalizan las expectativas y las actitudes que acompañan ese ideal, a costa de perjudicarse a sí mismos y perjudicar a los demás (UNFPA, 2005).

Al respecto, si bien los indicadores cuantitativos sobre adolescentes varones no son exhaustivos, los estudios cualitativos permiten comprender cómo la construcción social y la expresión de la masculinidad tienen una influencia decisiva en los comportamientos de riesgo que se reflejan en sus estadísticas de morbimortalidad y de salud sexual y reproductiva, entre otros (Stern y Herrera, 2008). El modelo hegemónico de masculinidad da cuenta que la identidad masculina está intrínsecamente ligada a la representación simbólica de la sexualidad, y este comportamiento resulta muchas veces agobiante para los varones que tienen que demostrar constantemente el ser "*hombres*". Esa "*necesidad*" de probar continuamente su rol de género en el ámbito de la sexualidad, se ratifica como el espacio construido socialmente del deber ser donde el varón desde su postura activa se posiciona frente a las mujeres impasibles, confirmando con ello un estatus en su grupo familiar o de pares (De Jesús-Reyes y Menkes, 2014, p. 83).

Muchas sociedades toleran tácitamente la asunción de riesgos por los hombres y el uso de la violencia para ejercer autoridad. Con frecuencia, se socializa a los adolescentes varones y hombres adultos para que acepten la violencia como comportamiento masculino apropiado, un medio de poner en evidencia su hombría y proteger su reputación. Esto se refleja en altos niveles de violencia, tanto de los hombres entre sí como contra las mujeres. Es posible que los adolescentes varones tropiecen por primera vez con la violencia dentro de sus propias familias, en forma de malos tratos domésticos. Si bien son con frecuencia los hombres jóvenes quienes perpetran actos de violencia, también son sus principales víctimas; en algunos países de América Latina, los adolescentes varones (15 a 19 años de edad) constituyen un 69% de las víctimas de homicidio (UNFPA, 2005).

Comportamientos de riesgo en varones adolescentes en su salud reproductiva al no hacer uso de la medicina preventiva

No existen servicios de salud a la medida de las necesidades de la población adolescente y joven y tampoco ellos mismos, particularmente la población masculina, acuden comúnmente a éstos en busca de información, ya que asocian estos lugares con estar enfermos (Stern y cols., 2003).

Particularmente, se tiene la creencia generalizada de que la salud reproductiva es cuestión de mujeres y por consiguiente, los servicios de salud suelen estar diseñados para las mujeres o son utilizados principalmente por ellas. Los hombres de todas las edades manifiestan que les da avergüenza acudir a los mismos y si probablemente lo hacen será sólo como último recurso (UNFPA, 2005).

La evidencia científica muestra en varios lugares del mundo, que muchos hombres expresan su interés en apoyar la salud reproductiva de sus compañeras y participar más en ella. No obstante, cuando éstos encuentran una retroalimentación negativa por parte de otros hombres, miembros de la familia o empleadores o los proveedores de servicios, puede resultar en que los hombres ya no muestren su interés en la práctica. Se argumenta que quizás algunos de ellos estén incómodos con algunas normas rígidas de género, pero no pueden cuestionarlas por sí mismos, sin el apoyo de otros hombres y de un ámbito social propicio. Esta información muestra la necesidad de cambiar el enfoque para que el centro de atención sean los hombres y se efectúen acciones en los servicios de salud reproductiva encaminadas a dar información más accesible y atrayentes para ellos (UNFPA, 2005).

Comportamientos de riesgo en varones adolescentes en su salud debido a la escasa, nula o inconsistente protección en su práctica sexual

Algunas investigaciones de cualitativas muestran cómo la salud de los varones adolescentes más desfavorecidos del país es la que más se vulnera, de tal forma que la interacción entre los estereotipos de género, las condiciones sociales y las aspiraciones y las opciones de vida de los varones adolescentes de sectores marginados da como resultado una iniciación sexual temprana, la ausencia de protección anticonceptiva, embarazos y nacimientos tempranos. No obstante, en los otros sectores sociales la primera relación sexual ocurre también sin medidas preventivas efectivas a pesar de las diferencias en el acceso a la información y los anticonceptivos (Stern, 2007).

A pesar que los varones construyan e identifiquen desde su imaginario la noción del riesgo en la mujer como *ser sexuado*, lo cual conllevaría a hacer uso del condón en sus relaciones sexuales, en la práctica ellos no los usan por la espontaneidad en que sucede el encuentro sexual. Este comportamiento es resultado de la reproducción de esquemas hegemónicos, donde la masculinidad dominante conlleva la internalización de la idea de invulnerabilidad, donde el *"a mí no me pasa, le pasará a los demás"* es una constante incluida en los encuentros sexuales de los estudiantes varones de sectores metropolitanos con notable marginación social. Esta conducta manifiesta la problemática y angustia que representa para los mismos varones este modelo de masculinidad (De Jesús-Reyes y Menkes, 2014, p. 89).

II.2.4 La importancia de la educación sexual

De acuerdo con Naciones Unidas, la sexualidad es un aspecto relevante del ser humano que se expresa a lo largo de toda su vida, y en donde en las etapas de la adolescencia y juventud se toman decisiones importantes al respecto. De tal manera, la educación integral de la sexualidad, y basada en un enfoque de derechos, juega un papel muy importante que contribuye al desarrollo de competencias para que la población joven pueda ejercer sus derechos sexuales y reproductivos y favorezca una mejor calidad de vida actual y futura. Se enfatiza que además de ser un derecho, la educación sexual es una herramienta fundamental para que las personas puedan tomar decisiones autónomas, informadas, responsables y saludables sobre su sexualidad (UNFPA, 2010).

A este respecto, en México se ha reconocido la importancia de la educación sexual ya que se argumenta que si ésta se imparte de forma integral, la misma puede contribuir a posponer su debut sexual, así como a fortalecer la capacidad de prevenir embarazos no planeados e ITS, incluido el VIH/SIDA, sobre todo en los numerosos adolescentes y jóvenes mexicanos que inician su vida sexual a edades tempranas (UNFPA, 2010).

En el marco de la Conferencia Mundial de VIH/SIDA, realizada en la Ciudad de México en 2008, ministros de salud y educación de Latinoamericana firmaron la Declaración Ministerial *"Prevenir con Educación"* (UNESCO, 2010), en donde se afirmó el compromiso con el derecho al disfrute del más alto nivel posible de educación, salud, no discriminación y bienestar de las generaciones actuales y futuras. Asimismo se reconoció que la educación y la salud se refuerzan mutuamente, permitiendo el desarrollo integral de las personas, afirmando que la actuación conjunta de los sectores de salud y educación son sinérgicos para la prevención del VIH y otras ITS.

En esta misma cumbre, también se señaló la necesidad de incorporar la educación de calidad de la sexualidad en la niñez y adolescencia como derecho humano y como estrategia de calidad de vida actual y futura. Se argumentó que la evidencia científica ha mostrado que la educación sexual integral que incluye información sobre diferentes métodos de prevención y fomenta el autocuidado, promueve entre aquellos que aún no han iniciado la actividad sexual la autonomía individual y por tanto la capacidad de los jóvenes para decidir cuándo iniciar la actividad sexual (UNESCO, 2010).

De acuerdo con la declaratoria, los ministros de salud y educación de 30 países de AL y el Caribe se comprometieron entre otras cosas a:

1) Implementar y/o fortalecer estrategias intersectoriales de educación integral en sexualidad y promoción de la salud sexual mediante mecanismos formales de planificación, monitoreo, evaluación y seguimiento de las acciones conjuntas, así como mediante la vinculación con otros sectores;

2) Otorgar educación integral en sexualidad con perspectiva de derechos humanos y respeto a valores familiares y comunitario, incluyendo aspectos éticos, biológicos, emocionales, sociales, culturales y de género promoviendo el respeto a las diferencias, el rechazo a toda forma de discriminación y promoción entre los jóvenes a la toma de decisiones responsables e informadas con relación al inicio de sus relaciones sexuales;

3) Asegurar que los servicios de salud para adolescentes y jóvenes sean amigables y con pleno respeto a la dignidad humana y que, en el marco de la legislación de cada país, atiendan necesidades y demandas específicas de salud sexual y reproductiva de las y los adolescentes y jóvenes;

4) Asegurar que los servicios de salud provean acceso efectivo a consejería y pruebas de detección de ITS y VIH, así como atención integral de ITS, distribución de condones y educación sobre su uso correcto y consistente y orientación sobre decisiones reproductivas, incluyendo a personas con VIH, y el tratamiento en adolescentes y jóvenes con adicciones;

5) Promoción del trabajo con los medios de comunicación y la sociedad civil para mejorar la calidad de la información y de los mensajes que se difunden, y para que sean consistentes con los contenidos de educación integral en sexualidad y de promoción de salud sexual; y

6) Destinar y/o movilizar recursos de cada país para una evaluación de impacto rigurosa de cinco o más estrategias de educación integral en sexualidad, promoción de salud sexual, y prevención de VIH e ITS en adolescentes y jóvenes, para el año 2015 (UNESCO, 2010).

Tres años después de esta Declaración Ministerial, se llevó a cabo la primera reunión de la Conferencia Regional sobre Población y Desarrollo de América Latina y el Caribe, en la cual varios países, entre ellos México, firmaron el Consenso de Montevideo sobre Población y Desarrollo (CEPAL-ONU, 2013). Entre las medidas prioritarias, en el apartado sobre los derechos, necesidades, responsabilidades y demandas de niños, niñas, adolescente y jóvenes se acuerda:

1) Asegurar la efectiva implementación de programas de educación integral para la sexualidad, reconociendo la afectividad, desde la primera infancia, respetando la autonomía progresiva del niño y de la niña y las decisiones informadas de adolescentes y jóvenes sobre su

sexualidad, con enfoque participativo, intercultural, de género y de derechos humanos (Medida prioritaria #11).

2) Dar prioridad a prevenir el embarazo en la adolescencia y eliminar el aborto inseguro, mediante la educación integral para la sexualidad, y el acceso oportuno y confidencial a la información, asesoramiento, tecnologías y servicios de calidad, incluida la anticoncepción oral de emergencia sin receta y los condones femeninos y masculinos (Medida prioritaria #14) (CEPAL-ONU, 2013).

A pesar de estas acciones, a la fecha en México la educación sexual ha carecido de una visión integral, privilegiando la transmisión de conocimientos sobre aspectos biológicos de la reproducción y la promoción de la abstinencia sexual, sin una cultura de prevención desde la perspectiva de la salud sexual, la equidad de género y los derechos sexuales y reproductivos (DeMaria y cols., 2009; Pick y Poortinga, 2005; Juárez y cols., 2010a).

Es necesario evaluar qué es lo que los adolescentes están aprendiendo en la escuela respecto a la educación sexual, y si la apropiación de los contenidos vistos en clase repercuten en un cambio de actitudes y comportamientos sexuales, particularmente en el caso de los varones adolescentes.

II.2.5 Invisibilización del problema, esfuerzos aislados descoordinados, falta de políticas

A lo largo del tiempo, numerosas políticas y programas enfocados a la salud de la población adolescente se han implementado en los países menos desarrollados. A pesar de que existe un consenso global de que la población adolescente es un subgrupo que tiene necesidades especiales y merece una atención focalizada, la evidencia empírica sobre la puesta en marcha e impacto de políticas y programas es escasa (National Research Council and Institute of Medicine, 2005).

Esta realidad es cercana a lo que sucede en México, en donde a pesar de que se han efectuado numerosas investigaciones que resaltan la importancia de centrar la atención en la población adolescente, esto no ha repercutido en que haya una política de Estado con acciones concretas para la población adolescentes que muestren un impacto efectivo en su salud. De esta forma, se pueden observar esfuerzos aislados, sin coordinación que no influyen de forma global hacia un cambio positivo. Entre los muchos ejemplos de esto, uno reciente es el esfuerzo efectuado desde el años 2003 por la Comisión Nacional de Derechos Humanos y varias organizaciones no gubernamentales, las cuales lanzaron la Campaña Nacional por los Derechos Sexuales de la Juventud mediante la difusión de la Cartilla de los Derechos Sexuales (Juárez y cols., 2010b). A la fecha se siguen trasgrediendo los derechos de esta población al no darle el sector gubernamental un papel preponderante a los adolescentes y la atención adecuada a sus necesidades sexuales y reproductivas.

Una de las acciones que se han efectuado en diversos países menos desarrollados ha sido la puesta en marcha de la iniciática de los servicios de salud "amigables" para la población adolescente, iniciativa que está orientada a que el uso de los servicios de salud reproductiva ya existentes sean más aceptables y menos traumatizantes para los adolescentes y jóvenes (National Research Council and Institute of Medicine, 2005). Con un limitado número de clínicas, esta iniciativa ha sido instaurada en algunas entidades federativas del país mediante el Programa para la Prevención y Atención Integral del Embarazo en Adolescentes (PAIDEA) o los Centros de Atención Rural al Adolescentes (CARAS) (Juárez y cols., 2010b), a los cuales mayoritariamente acuden mujeres adolescentes y jóvenes. Sin embargo la falta de articulación de los diferentes programas de salud implementados en los principales servicios públicos institucionales no ha impactado en una mayor demanda de este tipo de servicios, -y particularmente no han captado la atención de los varones adolescentes-. Lo anterior se ve reflejado en la carencia de servicios de salud con una consejería efectiva de métodos anticonceptivos centrados en los adolescentes, en donde se enfatice la importancia de que los usen en forma efectiva y con regularidad (Juárez y cols., 2013).

Además, a la fecha no ha habido una evaluación de impacto de los servicios dirigidos a los adolescentes enfocada a la calidad de la atención que reciben, el tipo de métodos anticonceptivos que les prescriben de acuerdo a sus características individuales (a corto y largo plazo), la continuidad en su uso, las necesidades específicas de anticoncepción de los adolescentes (solteros y en unión), la ruta de la toma de decisiones y las redes sociales de apoyo en anticoncepción y en paternidad/maternidad, entre otros. De hecho, hay fallas en la coordinación interinstitucional e intersectorial de acciones encaminadas a mejorar la salud sexual y reproductiva de la población adolescente (Campero y cols., 2013), las cuales se ven traducidas, en parte, en una falta de acoplamiento y de monitoreo de las distintas estrategias planteadas por los sectores de salud y educación con una visión global, y políticas nacionales sin sustento en programas concretos (Juárez y cols., 2010b).

Por otro lado, se ha demostrado que el uso de los medios masivos de comunicación puede ser una estrategia efectiva para influenciar comportamientos en adultos, por lo que su uso pareciera ser una estrategia atractiva para los programas de salud reproductiva para adolescentes debido a su potencial para alcanzar a un gran número de ellos y la oportunidad de introducir nuevas ideas y tópicos. En este sentido, las campañas de Investigación, Educación y Comunicación (IEC) pudieran ser altamente redituables en la transmisión de mensajes a la población adolescente y joven, para impactar en el cambio de comportamiento (National Research Council and Institute of Medicine, 2005). En México son escasas las estrategias nacionales que se han efectuado por el sector salud en IEC para que la juventud se proteja contra el riesgo de embarazos e ITS, en particular del VIH/SIDA (Juárez y cols., 2010b; Rodríguez, 2014).

II.2.6 Compromisos signados internacionalmente que difícilmente se cumplirán

Hasta hace poco tiempo la mirada internacional se centró en la Declaratoria firmada en el año 2000, en las Naciones Unidas, por 189 países para mejorar la calidad de vida de la población de 1990 al 2015 (CONAPO, 2005a). Al efectuar una revisión minuciosa de los ocho ODM propuestos, un punto destacable es la escasa atención explícita al papel del hombre, dejándolo de lado, sin tomar en cuenta las perspectivas y los papeles de los hombres, por lo que sin la inclusión de los varones difícilmente se pueden lograr esos objetivos (UNFPA, 2005), y esta visión persiste en el acuerdo posteriormente firmado sobre los Objetivos del Desarrollo Sostenible (PNUD, 2015).

Se ha documentado que algunos países han comenzado a tomar en cuenta a los hombre en los medios normativos y legislativos, y en otros, las políticas sobre la juventud están prestando mayor atención a los hombres adolescentes y jóvenes (UNFPA, 2005), pero esto tiene que hacerse de forma uniforme para que se logre un impacto en el cambio de actitudes y comportamiento en estos individuos.

Los resultados de diversas iniciativas sugieren que se debe involucrar a los hombres de manera tal que se beneficien ambos sexos y sea un objetivo explícito la promoción de la igualdad entre hombres y mujeres. Las acciones para llegar tanto a los hombres como a las mujeres podrían adelantar más hacia los objetivos internacionales de desarrollo; no obstante, esto entraña movilizar suficientes recursos y una adecuada voluntad política, para encaminarse a un mundo más equitativo para hombres y mujeres, tal y como se exhorta en los ODM (UNFPA, 2005).

En suma, la revisión aquí efectuada muestra evidencia suficiente sobre la importancia de focalizar más la atención en los varones adolescentes con el objeto de ampliar el conocimiento que se tiene sobre ellos respecto a su salud sexual y reproductiva.

III. PLANTEAMIENTO DEL PROBLEMA DE INVESTIGACIÓN, PREGUNTAS DE LA INVESTIGACIÓN; OBJETIVOS E HIPOTESIS

Tomando como punto de partida lo expuesto en el capítulo anterior, a continuación se presenta el planteamiento del problema de investigación, así como las preguntas de investigación, objetivos e hipótesis formuladas en este trabajo.

III.1 Planteamiento del problema de investigación

Varias pueden ser las justificaciones para proponer efectuar esta investigación; desde el punto de vista demográfico, los adolescentes mexicanos representan una cantidad poblacional considerable, y cual es característico de los países *menos desarrollados.*

Desde el punto de vista de la salud, existe un consenso entre expertos respecto a que en la investigación social es necesario priorizar ciertos contextos o circunstancias donde se ejerce la sexualidad[7] y que definen posibilidades de riesgo para la salud reproductiva. Entre otros se mencionan:

- El ejercicio de la sexualidad en grupos de edad que definen inmadurez, falta de autonomía, de control y de información.

- El ejercicio de la sexualidad en situaciones de vulnerabilidad social (ausencia de control sobre recursos económicos, relaciones jerárquicas,

[7] La cual ha sido definida como "*ciertos comportamientos, prácticas y hábitos que involucran al cuerpo, pero también designa relaciones sociales, conjuntos de ideas, moralidades, discursos y significados que las sociedades y sus instituciones construyen en torno a los deseos eróticos y los comportamientos sexuales*" (Szasz, 1998).

desigualdad social y de género); o de vulnerabilidad subjetiva (baja autoestima, carencia de deseos y de objetivos propios).

- Aspectos de la construcción social de los géneros que definen, para unos, el control de la sexualidad de otros; y para otros, la falta de autonomía, control e información en el ejercicio de su sexualidad (Szasz, 1995).

En cualquiera de estas categorías la población adolescente varonil queda circunscrita. Su edad, su exposición a situaciones de vulnerabilidad social y/o subjetiva, así como su falta de autonomía, de control e información en su práctica sexual, hace que su estudio sea sumamente importante. El consenso entre expertos sobre la relevancia del análisis del comportamiento sexual se vuelve aún más relevante cuando algunas investigaciones recientes han demostrado que la primera relación sexual tiende a ocurrir en la adolescencia (Juárez y Gayet, 2005; Juárez y cols., 2010b; Menkes y Suárez, 2003 y 2004; Gayet, 2009 y 2014).

Existen muchos factores que influyen para que los y las adolescentes no usen los métodos anticonceptivos, tales como la falta de educación en temas de sexualidad, los problemas familiares o la información inadecuada proveniente de los medios masivos de comunicación (Pérez-Palacios y Morales del Olmo, 1996).

Se argumenta que algunas de las razones mencionadas por los y las adolescentes que no se protegen con algún método anticonceptivo en su ejercicio sexual son: la falta de madurez para asumir la responsabilidad; el hecho de que piensan que se pierde la espontaneidad sexual; por ser esporádica su actividad sexual; la falta de información sobre los métodos anticonceptivos; y el Por miedo a ser descubiertos por sus padres (Pérez-Palacios y Morales del Olmo, 1996).

Estos datos son alarmantes principalmente por dos razones: primero, porque el derecho a la salud reproductiva presupone como primera instancia, un conocimiento libre, amplio e informado de todos los métodos de regulación de la fecundidad existentes, y segundo, porque el riesgo de embarazo adolescente y de enfermedades de transmisión sexual puede reducirse únicamente con el acceso y un verdadero conocimiento de los métodos de regulación natal (Menkes y Suárez, 2004).

Lo anteriormente expuesto demuestra la importancia de focalizar la atención en un grupo poblacional poco estudiado como es el caso de los varones adolescentes.

III.2 Preguntas de investigación

Las preguntas de investigación que guiarán el desarrollo de esta investigación son las siguientes:

Educación sexual

3.2.1) ¿Todos los estudiantes varones adolescentes reciben clases, cursos o pláticas de educación sexual en la escuela? ¿Principalmente de quién reciben la información sobre educación sexual?

3.2.2) ¿Los estudiantes varones adolescentes reciben información sobre educación sexual fuera de la escuela? En caso positivo ¿Cuáles son sus principales fuentes de información?

3.2.3) ¿Cuáles son los principales temas que se abordan en la escuela sobre educación sexual? ¿Los estudiantes varones adolescentes reciben información sobre ciclo menstrual, métodos anticonceptivos e infecciones de transmisión sexual?

3.2.4) ¿La información que los adolescentes varones reciben en la escuela sobre educación sexual influye en un buen conocimiento de uso del condón?

3.2.5) ¿Los varones adolescentes de mayor edad y los que tienen experiencia sexual son los que más se apropian de los conocimientos adquiridos en la escuela sobre educación sexual?

3.2.6) ¿Los adolescentes varones aprenden de igual forma los contenidos de prevención del embarazo y de prevención de las ITS en la escuela? ¿Esto repercute para que ellos sepan que el uso del condón previene ambas cosas?

Uso del condón en la última relación sexual

3.2.7) ¿Cuáles de las características sociodemográficas de los varones adolescentes con vida sexual activa influyen en el uso del condón en su última relación sexual?

3.2.8) ¿La persona que toma la decisión para usar el condón y la que consigue el método son determinantes importantes para el uso o no de protección en la última relación sexual?

3.2.9) ¿En los varones adolescentes con vida sexual activa los valores familiares influyen en el uso del condón en su última relación sexual?

3.2.10) ¿La presencia en el hogar de ambos padres y de los hermanos y hermanas mayores de los varones adolescentes con vida sexual activa influyen en el uso del condón en su última relación sexual?

3.2.11) ¿El buen conocimiento que adquieren los varones adolescentes con vida sexual activa en la educación sexual que reciben en la escuela determina el uso del condón en su último encuentro sexual?

3.2.12) ¿Cuántos de los varones adolescentes con relaciones sexuales usan condón en su primera relación sexual? ¿Cuántos de ellos lo usan en su última relación sexual? ¿Cuántos de ellos tienen un uso consistente del condón tanto en la primera como en la última relación sexual?

III.3 Objetivos

Objetivos generales:

Este trabajo tiene dos objetivos generales, el primero es establecer el grado de conocimiento en educación sexual de los estudiantes varones adolescentes; y el segundo, examinar en los varones con inicio de vida sexual, los factores sociodemográficos, de la pareja y sociales que contribuyen en el uso de condón en la última relación sexual.

Los objetivos específicos son:

Educación sexual

3.3.1) Identificar si todos los estudiantes varones adolescentes que asisten a la escuela reciben clases, cursos o pláticas de educación sexual e investigar quiénes son sus principales informantes.

3.3.2) Definir si los estudiantes varones adolescentes reciben información extraescolar sobre educación sexual y de dónde la obtienen.

3.3.3) Determinar si los estudiantes varones adolescentes reciben información sobre el ciclo menstrual, los métodos anticonceptivos e infecciones de transmisión sexual en las clases (cursos o pláticas) de educación sexual.

3.3.4) Analizar si la educación sexual que recibieron varones en la escuela, se traduce en un buen conocimiento de uso del condón.

3.3.5) Explorar si la educación sexual recibida en la escuela y por consiguiente el buen conocimiento de uso de condón varía en los varones adolescentes por edad y experiencia sexual.

3.3.6) identificar si los varones adolescentes aprenden de igual forma los temas de prevención del embarazo y de prevención de las ITS lo cual resultará en un conocimiento del uso de condón para la prevención del embarazo y para la prevención de ITS.

Uso del condón en la última relación sexual

3.3.7) Entre los varones adolescentes que tienen vida sexual activa, investigar cuáles de sus características sociodemográficas (edad, escolaridad, entre otras) influyen en el uso del condón en el último encuentro sexual.

3.3.8) Identificar algunos factores de la pareja (participación conjunta en la prevención de riesgos sexuales) que influyen en el uso del condón en su última relación sexual entre los varones adolescentes con vida sexual activa.

3.3.9) Analizar como los factores del entorno social (tales como normatividad sobre la virginidad y el aborto, presencia de ambos padres en el hogar, entre otros) influyen en el uso del condón en el último encuentro sexual entre los varones adolescentes con vida sexual activa.

3.3.10) Indagar si entre los varones adolescentes con vida sexual activa, el buen conocimiento sobre el uso del condón adquirido en las clases de educación sexual influye en su utilización en la última relación sexual.

3.3.11) Identificar si aquellos adolescentes con vida sexual activa que usan un condón en la primera relación sexual también lo usan en la última.

III.4 Hipótesis

Las hipótesis que se plantean en esta investigación son las siguientes:

Educación sexual

3.4.1) Debido a que la educación sexual escolarizada se viene dando desde 1974, se espera que todos los alumnos varones adolescentes señalen haber recibido clases, cursos o pláticas sobre educación sexual.

3.4.2) Los principales informantes de la educación sexual en la escuela serán los profesores.

3.4.3) Debido a que los adolescentes sienten más confianza para hablar de temas tabú como el de sexualidad con sus amigos, mucha información sexual se obtiene fuera de la escuela y sus principales informantes para resolver sus dudas son sus amigos.

3.4.4) En vista de que durante décadas se han dado continuas reformas por parte de la SEP en los contenidos curriculares sobre la biología de la reproducción, se espera que éste sea el tema que los alumnos varones adolescentes más dominen comparado con el de métodos anticonceptivos e infecciones de transmisión sexual.

3.4.5) Los estudiantes varones adolescentes que tienen más conocimientos sobre los temas de educación sexual serán los más propensos a tener un buen conocimiento del uso del condón.

3.4.6) Los estudiantes varones adolescentes de mayor edad tendrán más conocimientos sobre ciclo menstrual, métodos anticonceptivos, infecciones de transmisión sexual y uso del condón respecto a los más jóvenes.

3.4.7) Los varones adolescentes con vida sexual activa tendrán una mayor apropiación de los conocimientos de los contenidos impartidos en las escuelas sobre educación sexual, y en especial sobre el buen uso del condón en relación con los que no están iniciados sexualmente.

3.4.8) El conocimiento que los estudiantes varones adolescentes tienen sobre el buen uso del condón estará más asociado con la prevención de las ITS que a la prevención del embarazo.

Uso del condón en la última relación sexual

3.4.9) El uso del condón en la última relación sexual se dará más en aquellos estudiantes con vida sexual activa de mayor edad, mayor nivel de escolaridad, autosuficientes (estudian y trabajan), que habitan en áreas urbanas, de estrato socioeconómico alto, que no profesan ninguna religión, que no han dejado la casa paterna por más de seis meses y/o que han vivido alguna vez la experiencia de embarazo.

3.4.10) El haberse puesto de acuerdo *a priori* con la pareja (sexual) sobre el uso del condón determina su uso en la última relación sexual.

3.4.11) Aquellos estudiantes varones con vida sexual activa que no siguen una normatividad tradicional en temas referentes a la virginidad de la mujer y el aborto tienen más posibilidad de usar condón en la última relación sexual, así como los que tienen una composición familiar con presencia de ambos padres y/o hermanos y hermanas de mayor edad.

3.4.12) La apropiación de los conocimientos correctos sobre educación sexual aprendidos en la escuela por parte de los varones adolescentes con vida sexual activa repercute en el buen conocimiento del condón, y esto a su vez en su uso en la última relación sexual.

3.4.13) La experiencia sexual previa afecta el comportamiento futuro por lo que se espera que haya un mayor uso del condón en la última relación sexual en el caso de aquellos estudiantes varones adolescentes que usaron condón en su primer encuentro sexual.

IV. MARCO CONCEPTUAL

El marco conceptual que guiará el presente trabajo es el modelo ecológico modificado propuesto por Aral y Gorbach (2002), el cual tiene como antecedente diversas teorías desarrolladas sobre el comportamiento sexual y reproductivo. En este capítulo se efectúa una descripción de los principales abordajes elaborados para estudiar esta temática.

IV.1 Teorías sobre el comportamiento sexual y reproductivo

En el campo de la psicología social algunas teorías han avanzado en el conocimiento del comportamiento sexual y reproductivo de los individuos, y las mismas surgen de la Teoría Social, también denominada sociocognitiva, la cual considera que la actividad sexual es una conducta volitiva (Juárez, 2002).

A continuación se describen las teorías que se consideran más relevantes para explicar el comportamiento sexual y reproductivo de los individuos.

IV.1.1 Modelo de Creencias sobre la Salud (Health Belief Model (HBM))

Este enfoque se ha aplicado con frecuencia para estudiar el comportamiento relativo a la salud, incluida la salud sexual. Desde su conceptualización original, el modelo ha tenido modificaciones y diversas teorías y marcos se han derivado de la misma, entre las más importantes están la teoría del aprendizaje social (posteriormente renombrada como teoría sociocognitiva) (Bandura, 1977), la teoría de la acción racional (Fishbein y Ajzen, 1975), y la teoría de la conducta planeada (Ajzen y Madden, 1986).

El modelo de creencias en la salud (HBM) está basado en la hipótesis de que la probabilidad individual para tomar medidas preventivas o terapéuticas cuando se enfrenta un riesgo específico de salud, depende de un conjunto de componentes que se supone tienen complejos efectos multiplicadores en el comportamiento (Moatti y cols., 1997). Estos componentes incluyen: 1) La motivación para considerar importante a la salud, 2) La percepción de la vulnerabilidad, y 3) La percepción de la posibilidad de acción (Figura 4.1). La percepción de vulnerabilidad, a su vez está conformada por la apreciación de la susceptibilidad personal a la enfermedad y de la severidad de la enfermedad. Por su parte, la percepción de la posibilidad de acción toma en consideración la apreciación de la acción básica y de los beneficios de las acciones preventivas. Se argumenta que la relación entre dichos componentes y el comportamiento está mediada por factores demográficos, estructurales y facilitadores (Juárez, 2002).

FIGURA 4.1

Modelo de Creencias sobre la Salud

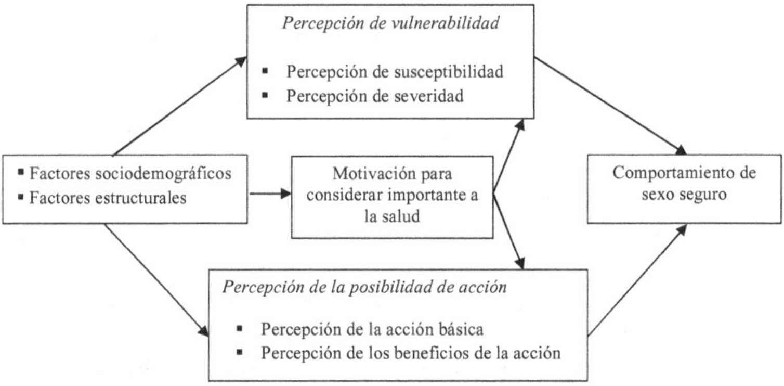

Fuente: Juárez, 2002.

IV.1.2 Teoría del aprendizaje social (Social Learning Theory (SLT))

Debido a que el poder de predicción en la aplicación del HBM no ha sido satisfactorio para explicar el riesgo de la salud sexual se desarrollaron otras teorías alternativas basados en la teoría del aprendizaje social, las cuales son básicas para el estudio del comportamiento riesgoso del SIDA. Estos modelos se empeñan en identificar las condiciones ambientales asociadas con el comportamiento y a examinar varias etapas en cualquier cambio de comportamiento (Bandura, 1977; Moatti y cols., 1997).

La teoría del aprendizaje social toma en consideración que el cambio de comportamiento involucra diversas fases, y los individuos adoptan medidas preventivas de protección y buscan información en las fases iniciales, antes de que definitivamente decidan efectuar un cambio en su comportamiento. Un gran énfasis está puesto en la idea de que en las etapas tempranas los individuos tomarán en consideración lo que saben sobre la experiencia de otras personas. Como el HBM, este modelo ciertamente ajusta algunos de los hallazgos empíricos de las encuestas de comportamiento; por ejemplo, en algunos estudios la principal variable asociada significativamente con el decrecimiento en el comportamiento riesgoso fue la sensación que la gente tiene de que sus prácticas están basadas en los hábitos de aquellos de su entorno (Moatti y cols., 1997).

Un desarrollo más refinado del modelo de aprendizaje social desarrollado por Bandura incluye la noción de "*autoeficacia*", la cual ha sido definida como una creencia individual de que la misma persona tiene las habilidades necesarias en el control de su propio comportamiento para conseguir la meta deseada (Bandura, 1977 y 1990; Moatti y cols., 1997). La idea principal es que los individuos evaluarán su propia habilidad del cambio y actualizarán su autoevaluación a la luz de la experiencia. Aquellos que culpen sus fallas en su propia falta de habilidad estarán más reticentes en hacer un segundo intento que aquellos que sienten que no se han esforzado suficientemente. Las conclusiones se efectuarán tomando en cuenta las experiencias personales, las cuales no sólo dependen del trato con otras individualidades, sino también en cómo la gente se siente con sus cuerpos y qué es lo que piensan sobre la salud y la enfermedad; es decir, las actitudes pueden estar fuertemente influenciadas por el medio ambiente y las imágenes sociales prevalecientes (Moatti y cols., 1997). La noción de autoeficacia ha sido sugerida como un factor crítico en el uso del condón (Bandura, 1990).

IV.1.3 Teoría de la acción racional (Theory of Reason Action (TRA))

Esta teoría fue formulada por Ajzen y Fishbein en 1973, y sostiene que, por lo general, los seres humanos son racionales al tomar sus decisiones y cuando desarrollan determinada conducta; por tanto, actuarán de acuerdo con sus preferencias. Se dice que la intención es un determinante del comportamiento y existen dos componentes de esa intencionalidad: las actitudes personales que afectan la conducta, y la influencia de la presión social para llevar a cabo o no un cierto comportamiento (Juárez, 2002).

La teoría de la acción racional (TRA) (Figura 4.2) puede utilizarse en el estudio de las intenciones de los individuos para practicar sexo seguro, ya que sus *actitudes* pueden reflejar lo que los individuos creen al evaluar el uso del condón durante la relación sexual, y están representadas por una relación ponderada entre la *creencia acerca de* la utilización del condón y la *evaluación del resultado* donde el efecto del SIDA puede surgir como consecuencia del no uso del preservativo (Juárez, 2002).

Por su parte, las *normas subjetivas* son una expresión del juicio subjetivo de los individuos sobre la presión externa para realizar o no la acción y adecuarse o no a un comportamiento (Figura 4.2), y están compuestas por la *creencia normativa* de las personas, que se refiere a las creencias sobre lo que otros individuos o grupos específicos piensa acerca de cómo el individuo debe comportarse; y la *motivación para cumplir* las expectativas del comportamiento y las normas de las personas clave en la vida del individuo (Juárez, 2002).

Entonces, las actitudes y las normas subjetivas influenciarán la intención de un comportamiento de sexo seguro, y este a su vez a la determinación de un comportamiento de sexo seguro (Figura 4.2).

FIGURA 4.2
Teoría de la Acción Racional

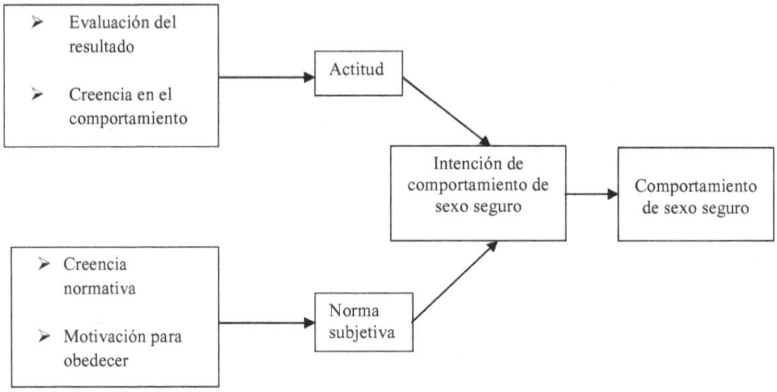

Fuente: Juárez, 2002.

Una de las críticas que podría hacerse al planteamiento de Ajzen y Fishbein es que las acciones no intencionadas (no bajo control volitivo) están fuera del alcance de esta teoría (Juárez, 2002).

IV.1.4 Teoría de la conducta planeada (Theory of Planned Behaviour (TPB))

La teoría de la conducta planeada es una modificación de la de la acción racional, en donde se incluye la percepción del control del comportamiento. En esta teoría la intencionalidad contiene tres determinantes: actitud, normas subjetivas y percepción del control del comportamiento (Juárez, 2002). Las actitudes y las normas subjetivas son las mismas que se definieron en la TRA.

La percepción del *control sobre el comportamiento* se refiere a las creencias sobre el grado de control que se tiene sobre la conducta, y es una relación ponderada entre las creencias sobre el control y el poder percibido

(Figura 4.3). *La creencia sobre el control* describe las oportunidades y obstáculos observados por las personas para ejercer un comportamiento específico. En tanto que el *poder percibido* se refiere al grado de control percibido por las personas en relación con la conducta (Juárez, 2002).

En este modelo, el control percibido sobre el comportamiento influye en las intenciones y ejerce una influencia directa sobre la conducta (Ajzen y Madden, 1986). El concepto sobre la percepción del control sobre la conducta se aproxima al de autoeficacia propuesto por Bandura (1977) en la teoría del aprendizaje social (Juárez, 2002).

FIGURA 4.3
Teoría de la Conducta Planeada

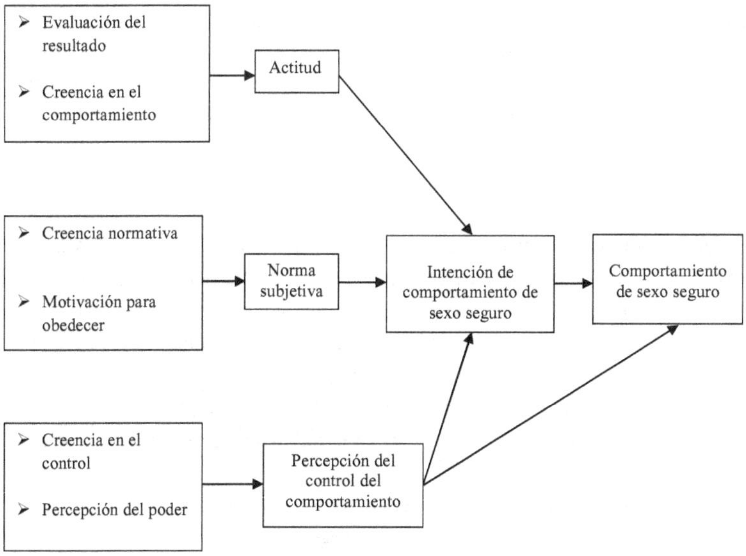

Fuente: Juárez, 2002.

IV.1.5 Críticas a las teorías expuestas

A consecuencia de la preocupación que se desató por la epidemia del SIDA muchos científicos sociales fueron motivados a hacer una revisión de las teorías disponibles para su aplicación en este nuevo campo empírico. Se argumentó que los modelos de psicosociología preexistentes, tales como el HBM o la teoría de aprendizaje social, no eran suficientes para justificar su uso, ya que cada uno de ellos estaba basado en una particular combinación de factores propensos a influenciar el comportamiento (Moatti y cols., 1997).

En el caso del HBM, diversas críticas se le han hecho tanto por su conceptualización como por no tomar en cuenta de forma adecuada la diversidad en la capacidad de los individuos para evaluar las posibles consecuencias de su comportamiento. Se señala que el enfoque de costo-beneficio en el HBM puede ser inadecuado para explicar el comportamiento sexual de los adolescentes en particular, ya que se ignoran las influencias relacionadas con la edad. Tampoco se incorpora al modelo un factor crucial en el estudio de los adolescentes, como es la influencia de los pares el cual es de suma importancia para entender el comportamiento sexual de este grupo etario (Juárez, 2002).

Se enfatizó que a pesar de que los estudios que han sido diseñados con el enfoque del HBM se inclinan a demostrar que la alta percepción individual de los riesgos y beneficios acrecientan la acción (Moatti y cols., 1997)[8], los resultados del HBM con datos empíricos recolectados en encuestas cuantitativas de comportamiento sexual (tal como las encuestas CACP[9]) muestran los aspectos tautológicos de este modelo, ya que las creencias de salud y las percepciones pueden ser tomadas *a posteriori* para ser ambas

---

[8] La forma en cómo se ha logrado esto es mediante el entrenamiento en habilidades preventivas haciendo uso de información, e incrementando la percepción del riesgo. La información que da surgimiento al temor suele ser más efectiva cuando el comportamiento preventivo que se recomienda ayudará a abatir la ansiedad o el temor (Moatti y cols., 1997).

[9] Conocimientos, Actitudes, Creencias y Prácticas. Las encuestas CACP fueron realizadas en varias partes del mundo desde la década de los noventa.

causas y consecuencias de un comportamiento individual. De esta forma, los relatos de la gente sobre qué cree que conduce a cierto comportamiento y viceversa son difíciles de verificar, y parece ser que se está dentro de un círculo vicioso, donde las creencias sirven como mucho para racionalizar comportamientos después de los eventos, así como para inspirarlos de antemano. Otro carencia en la escuela de pensamiento del HBM es que se no toman en cuenta el impacto de las influencias colectivas y normativas del medio ambiente social en las percepciones individuales (Moatti y cols., 1997).

También se ha enfatizado que muchas de las críticas hechas al HBM también aplican a los modelos basados en la teoría del aprendizaje social, ya que ambos tipos de modelos tienden a generar explicaciones en las cuales también hay mucho énfasis en el proceso de información cognitiva. De hecho, estos modelos tienden a considerar que el comportamiento involucrado en la exposición al riesgo se aparta o desvía de la norma cuando se compara con un comportamiento de no riesgo o una norma absoluta de seguridad. Con esto, se pasa por alto que la asunción del riesgo tomado puede ser el resultado de una decisión racional individual (Moatti y cols., 1997).

IV.2 Construcciones teóricas de procesos interaccionales

Dadas las numerosas críticas a los modelos diseñados en la psicología social, se desarrollaron otras teorías desde otras disciplinas para explicar el comportamiento sexual basadas en las interacciones que se dan en los individuos; a continuación se exponen las más sobresalientes a este respecto.

IV.2.1 Teoría de redes sociales

Algunos autores tales como Ferrand y Snijders (1997) intentaron mostrar la dimensión relacional de la vida sexual desde la perspectiva sociológica, trasladándose del comportamiento sexual individual al comportamiento sexual interpersonal orientado. Desde esta perspectiva, se subrayan algunas propiedades de las redes que facilitan o impiden la emergencia de normas colectivas de conducta sexual segura, e inician la argumentación señalando que diversas investigaciones del comportamiento sexual están basadas (comúnmente y de manera implícita) en el paradigma del actor tratando de obtener satisfacción sexual de un medio ambiente inerte. Dentro de este paradigma, las interacciones sexuales son explicadas principalmente por los antecedentes psicológicos y sociológicos de los individuos y los límites implicados en estos antecedentes. Los actores, llamados aquí *actores principales,* son asumidos como seleccionadores de compañeros sexuales más o menos recompensados, siendo objetos de una estrategia consciente e inconsciente.

La aproximación que Ferrand y Snijders (1997) presentan no trata a las normas como una clase de variables independientes exógenas que pueden ser tomadas como dadas, y en las cuales el poder y la influencia en el nivel individual debe ser estudiado. Para ellos, las normas no son prescritas por las instituciones de salud pública, pero son mantenidas por grupos y redes sobre la base de algún interés colectivo en su aplicación, de tal forma que la teoría relacional de sexualidad reintroduce en este abordaje la simetría entre el *ego* (el actor principal) y el *alterno* (posibles parejas). Más aún, esta teoría reconoce que el comportamiento de los actores (o compañeros) no está restringido sólo por el contexto social, sino simultáneamente influenciado y configurado por este contexto. Señalan que todos nosotros somos *egos* de nosotros mismos y para otros, nosotros somos los *alternos,* así como parte del contexto social. Entonces, el ambiente social no está inerte, sino que es una dinámica interacción con los individuos.

El paradigma relacional planteado por Ferrand y Snijders (1997) está fundamentado en cinco postulados básicos:

Postulado 1: Naturaleza diádica de la sexualidad: La sexualidad es definida desde el punto de vista de la interrelación entre actores con un enfoque de una interacción diádica; esta interacción es una clase específica de comportamiento en el que un individuo (*ego*) actúa con la base de la respuesta esperada y percibida de otro individuo (*alterno*).

Postulado 2: Anticipación de las reacciones del alterno: Cualquier relación es vista como una secuencia de la interacción. Las expectativas se basan también en el conocimiento social contextual, en normas, experiencia personal y expectativas subjetivas. Las interacciones envuelven intentos recíprocos de ajuste entre las expectativas y comportamientos de ambos actores.

Postulado 3: Negociación y cambio. La negociación implícita o explícita permite a los actores definir qué es relevante de su relación en el momento presente. Cualquier relación es un proceso, y puede ser estable por un largo periodo o cambiar rápidamente.

Postulado 4: Inclusión de las relaciones dentro de las redes: Para cada actor, cualquier relación es un elemento de su sistema de relaciones interpersonales, llamadas *redes del ego*. Una relación vincula dos actores y simultáneamente toma parte en la composición y estructura de dos sistemas relacionales de los actores implicados.

Postulado 5: Flexibilidad de normas y valores: Las normas sociales y determinadas expectativas sociales no son rígidas. Los individuos y grupos sociales pueden y hacen ajustes de sus normas y expectativas de acuerdo con sus preferencias, límites y de la información que disponen.

Ferrand y Snijders (1997) exponen cinco aspectos específicos de estos postulados generales que deben ser considerados:

1) La sexualización cubre todo el rango de interacciones por las cuales una relación puede proveer recompensas afectivas, físicas y sociales definidas por los actores como "*sexuales*". La sexualización es un proceso, como consecuencia de diferentes clases de interacciones, es un resultado central para la prevención de salud o del comportamiento riesgoso. Por ejemplo, el desarrollar confianza recíproca entre las parejas impide la habilidad de los compañeros para mantener condiciones de sexo seguro (Ferrand y Snijders, 1997). Mucha gente asume que su propio círculo social está limpio; la proximidad social es entonces vista como garantía de seguridad. Esto ilustra cómo nuevas situaciones

creadas por la epidemia de VIH afecta el balance entre las emociones, el conocimiento y el comportamiento que regula la sexualización de las relaciones sociales.

2) Un sólo estudio de sexualidad no puede estar basado meramente en estudios transversales de comportamiento, sino debe tomar en cuenta el desarrollo del proceso de interacción. El análisis de prevención es posible sólo bajo la base del estudio del proceso relacional, ya que es necesario captar el cambio de condiciones inseguras a seguras y viceversa.

3) Como una consecuencia, los actores no tienen "un comportamiento"; ellos pueden tener diversos comportamientos en una relación dada a través del tiempo y/o al mismo tiempo, en diferentes relaciones, como un resultado de negociaciones específicas con diferentes personas.

4) Las demandas afectivas, simbólicas o sociales hechas por los actores en una relación sexual dependen también de las recompensas actuales y esperadas en otras posibles relaciones sexuales, o en otros lazos interpersonales significativos.

5) Porque los individuos se implantan en redes sociales (Postulado 4) y las normas sociales no son rígidas (Postulado 5), hay una retroalimentación entre el comportamiento de los actores en el sistema social, mediante el cambio de normas. Cuando los individuos, en sus redes personales, perciben cambios en los patrones de sexualización en el comportamiento de los otros, esto modificará sus expectativas y normas, las cuales, a su vez, transformarán su comportamiento; esta conducta cambiada retroalimentará e influenciará el proceder de los otros en su red personal.

De ahí que Ferrand y Snijders (1997) afirmen que la red social probablemente sea vista como una estructura que mantiene y adapta normas a través de formas de control social, y puede ser un medio de refuerzo de normas externamente producidas que son transmitidas por el entorno. Así, que cualquier persona cumpla con una norma sobre sexo seguro dependerá de su percepción de riesgo y del avalúo específico del costo/beneficio de la sanción relacional esperada, de tal manera que, la presión de cumplir con el sexo seguro es fuerte cuando esta presión es ejercida en el entorno social en el cual las relaciones sexuales son fijadas; por ejemplo, en el círculo social de amigos.

Una de las críticas efectuadas a la teoría de redes sociales es que aunque este enfoque puede verter suficiente luz en cómo la relación sexual se desarrolla, no toma en cuenta la propia dinámica de la relación. Se argumenta que cada relación es una realidad singular por sí misma, un proceso temporal específico compuesto por negociaciones y acuerdos que cambian frecuentemente con el tiempo (Van Campenhoudt y Cohen, 1997).

Sin embargo, se reconoce que el aporte de la investigación de Ferrand y Snijders (1997) consiste en subrayar la necesidad de una conexión entre la causalidad formal y material; por lo que la explicación sistémica debe ser complementada por una explicación actancial[10] donde un fenómeno -tal como el comportamiento hacia el riesgo del VIH/SIDA- no resulta de sistemas o estructuras que existen independientemente de los compañeros, sino de las decisiones propias, acciones e interacciones de los compañeros. Entonces, el foco del análisis debe tomar en consideración las acciones tomadas por los actores sociales que están envueltos con otros en relaciones sociales, las cuales constantemente definen y redefinen el vasto contexto social (Van Campenhoudt y Cohen, 1997).

IV.2.2 El sistema orientado del enfoque sociológico

Una teoría alternativa a la de las redes sociales denominada sistema orientado del enfoque sociológico fue propuesta por Ahlemeyer y Ludwig (1997); estos autores puntualizan que es un paradigma el tener por un lado,

[10] Es un tipo de explicación en donde un fenómeno resulta de las decisiones, acciones e interacciones individuales o de los actores sociales, en donde el actor individual o social tiene el poder de operar intencionalmente e independientemente de la coacción de la estructura social (Van Campenhoudt y cols., 1997).

un alto nivel de conocimientos sobre el SIDA, sobre su transmisión, los métodos de protección y las intenciones muy difundidas de prevención, y por el otro, la amplia práctica no preventiva del comportamiento sexual. Para estos autores, la diferencia entre la teoría y la práctica, las intenciones y el comportamiento verdadero es altamente atribuible a los efectos de la interacción mutua entre compañeros en el curso de un encuentro íntimo, es decir, en la dimensión social de la comunicación íntima.

Tomando como base la teoría de Luhmann (1987 y 1995), Ahlemeyer y Ludwig (1997) perciben la relación entre dos compañeros como un sistema diádico de comunicación íntima; sostienen que los determinantes para los cambios en el comportamiento relativo al SIDA pueden ser identificados no sólo en el nivel de los individuos, sus actitudes y conocimiento, y en un nivel macro social, sino incluso en un nivel intermedio de interacción mutua entre compañeros íntimos. Uno de los supuestos básicos de la teoría de los sistemas sociales es la autonomía y la propia organización del sistema; hay muchos eventos temporales, muchas nuevas situaciones que son creadas momento a momento. Para limitar su propia indeterminación estos sistemas desarrollan estructuras específicas, y por eso se separan ellos mismos de otros sistemas (Van Campenhoudt y Cohen, 1997).

Para comprender la dimensión social particular del comportamiento sexual y la prevención del SIDA, Ahlemeyer y Ludwig (1997) señalan que la investigación debe de tomar en cuenta el estado presente de la teoría del sistema social, y conceptualizar la dinámica interactiva entre dos compañeros íntimos como un *sistema social de comunicación íntima,* y es en ese nivel donde una modificación común preventiva de comportamiento tiene éxito o falla.

Para Ahlemeyer y Ludwig (1997) actualmente hay cuatro diferentes tipos de sistemas de comunicación íntima: romántico, hedonístico, matrimonial y prostituido. Los autores señalan que estos cuatro tipos de sistemas íntimos difieren fundamentalmente en el cierre sistémico de su modo elemental de operación, en la forma de su propia organización y sus estructuras internas, en su observación de y la relación con sus ambientes, en su observación del riesgo relativo al SIDA y las posibilidades y dificultades de los participantes para poner en práctica acciones preventivas. Estos autores sostienen que estos cuatro tipos de comunicación íntima cubren la totalidad de la intimidad heterosexual, y definen las diferentes condiciones para mejorar los esfuerzos preventivos contra el SIDA; de esta forma, una misma persona puede participar, con diferentes acciones, en diferentes sistemas íntimos.

De hecho, todos los sistemas íntimos son definidos en contraste con la vida diaria, y cada sistema íntimo desarrolla su propia lógica con implicaciones diferentes para la prevención. De esta forma, el sistema romántico comprende la creación de la pareja de un universo sentimental según el cual la pareja cierra el sistema en sí mismo desatendiendo el futuro. La relación está basada en códigos de comunicación gradualmente convertidos en rituales en donde el uso del condón es muy difícil e improbable. Al contrario en la desatención del futuro, el sistema matrimonial se construye a través de grandes planes de criar una familia; usar el condón en un sistema matrimonial con un alto valor a la fidelidad y confianza significa que el(la) esposo(a) que tiene relaciones extramaritales hará que se encuentre en una situación muy delicada, donde el uso del condón se interpretará como infidelidad en vez de control natal (Van Campenhoudt y Cohen, 1997).

Por su parte, el sistema hedonístico se centra en la satisfacción de los deseos sexuales de uno; este sistema se rige por el placer, el capricho, la creatividad, y el predominio urgente sobre otras cuestiones, aunque el control natal y la protección contra el VIH son prácticas comunes que preservan la habilidad de continuar los comportamientos hedonísticos. Por último, el sistema de prostitución se centra en la naturaleza de la relación del comprador-vendedor y las negociaciones explícitas sobre la actividad sexual, incluyendo la prevención del VIH/SIDA (Van Campenhoudt y Cohen, 1997).

Una crítica que se hace a esta teoría es que las leyes del sistema deben considerarse como una estructura que determina un campo de pertenencia y todo el proceso que ocurre en este campo, pero la perspectiva de los sistemas nunca está enteramente determinada y no permite predicción de un comportamiento específico. En vez de esto, éste determina un campo de probabilidades (Van Campenhoudt y Cohen, 1997).

Se señala que a pesar de que en esta teoría se destaca la relevancia para entender el comportamiento de riesgo relativo al VIH/SIDA desde un punto de vista sistémico, tomando en cuenta las ventajas de examinar el conjunto entero de relaciones sexuales, en el área del sexo la primera dificultad es que la situación bajo estudio es muy variable y volátil. De tal forma que algunos sistemas deben ser altamente estructurados siguiendo un patrón relativamente predeterminado que sea gobernado por su fácil identificación de reglas-compromiso; otros, tal como la oportunidad de encuentros entre ciertos extraños, forma parte en un marco en el cual las normas están menos estructuradas y confundidas. Entonces el modelo formal no explica muy bien el comportamiento, por lo que se debe enfatizar que aún las relaciones informales son gobernadas por tipos específicos de lógicas (códigos sociales administrando los encuentros, rituales de seducción-cortejo, etc.) y por eso, la fuerza del análisis está precisamente en ir más allá de la ilusión de espontaneidad en relaciones sexuales o de amor para revelar las estructuras fundamentales de comunicación. Entonces, el objetivo es entender por qué el comportamiento o fenómeno ocurre (Van Campenhoudt y Cohen, 1997).

Otra dificultad anotada es que cuando se remite al sexo, muchos encuentros tienen fronteras no claras; esto hace difícil decidir sobre el tipo de sistema al que pertenecen. Las expectativas respectivas de los compañeros deben ser indeterminadas, diferentes, aún opuestas entre ellos; por ejemplo, en una misma pareja las expectativas de un compañero se pueden centrar en elementos del sistema matrimonial, mientras que las expectativas del otro pueden girar alrededor de elementos del sistema hedonístico (Van Campenhoudt y Cohen, 1997).

Una crítica más a este tipo de teoría concierne al estatus de los actores y al significado que ellos dan a sus experiencias, ya que de esto se puede pensar que hay mejores enfoques para entender el comportamiento sexual; no obstante, esta teoría da muchos recursos heurísticos para efectuar preguntas pertinentes en las investigaciones y analizarlas (Van Campenhoudt y Cohen, 1997).

IV.2.3 El enfoque cognitivo socio-psicológico

Una teoría diferente desarrollada en el campo de la psicología social es la del enfoque cognitivo socio-psicológico, la cual se focaliza en el proceso individual interno en las fases de reflexión y de los pensamientos. Su principal característica es la capacidad extraordinaria del ser humano para organizar y procesar información velozmente, permitiendo entonces adaptaciones rápidas del comportamiento (Ahlemeyer y Ludwig, 1997). Se señala que este tipo de teorías cuestionan la noción implícita predominante de que las acciones humanas son guiadas principalmente por la razón, y su perspectiva de investigación se basa en los componentes afectivos, evaluativos, connotativos y del comportamiento.

En esta teoría el foco del análisis son los individuos involucrados en su relación en una situación y contexto específico, en vez de la misma relación. Hay cuatro dimensiones de los individuos involucrados en una relación: La primera es el camino en el que los individuos construyen sus percepciones, en especial el riesgo y la relación en la que están, o planean estar involucrados. La segunda dimensión es la naturaleza social de los individuos, donde ellos son socializados e interactúan con otros. Los psicólogos sociales hablan menos de *pensar* y *entender,* y más de *significados* y *significancia.* Las preguntas con significado van más allá de las consideraciones de individuos aislados y las dimensiones culturales, históricas y antropológicas toman significados adicionales. La tercera dimensión es tomar en cuenta el contexto actual y situacional, por lo que la pregunta de *¿Quién?* de la psicología social es reemplazada por *¿Cuándo?*, es decir, ¿Cuándo la gente percibe el riesgo o trata de olvidar su existencia? La cuarta dimensión se refiere a las fases de la relación para el involucramiento de los compañeros en la misma y las normas que gobiernan un cambio en las fases de la relación (Van Campenhoudt y Cohen, 1997).

En el enfoque cognitivo socio-psicológico, los diferentes conceptos normativos estás influenciados de los estándares de comportamiento que son en cierta forma prescriptivos y sancionados. Ejemplifican señalando que la creencia de que los pares no están usando condones puede inhibir algún esfuerzo preventivo potencial cuando el compañero sexual pertenece al mismo grupo social. Pero las normas sociales se interponen en estas interacciones específicas en numerosas formas; de esta manera, las normas sociales y los valores están presentes en el lenguaje, así como en la negociación sobre la prevención; las normas están incluso relacionadas con la influencia social (Van Campenhoudt y Cohen, 1997). Se dice que en una situación, la norma de amor "*real*" que implica una total entrega de sí mismo, debe ayudar a convencer al compañero a tener sexo no protegido, aun cuando la pareja quiera usar el condón. En otras situaciones la norma que debe existir es "*en tiempos de SIDA cada cual comparte la responsabilidad de proteger la salud*"; esta norma será un mayor soporte de la conducta de protección. De esta forma, las reglas internalizadas del comportamiento y normatividad esperadas parecen ser más efectivas en el comienzo de una relación, cuando la auto imagen es confrontada con el deseo sexual de una persona que aún no se conoce (Ahlemeyer y Ludwig 1997, p. 32).

Ahlemeyer y Ludwig (1997) señalan que el concepto de interacción, que está relacionado al concepto de influencia social, ocupa un lugar central en la socio-psicología. Ejemplifican diciendo que nosotros constantemente e inconscientemente nos adaptamos a los otros: Yo reacciono a lo que pienso tú piensas, a lo que yo pienso que tú eres, a lo que yo percibo de ti, etc. A cambio, tú reaccionas a mi reacción, y subsecuentemente yo reacciono a tu reacción, y así sucesivamente. Estos autores enfatizan que, entonces, esto es sólo una muy simple traducción de lo que ocurre en la interacción real; de esta manera, la situación sexual es hipotetizada a ser permanentemente definida en la interacción entre compañeros; las normas particulares son entonces dibujadas conjuntamente más tarde, cuando una relación específica fue establecida.

La complejidad y multiplicidad de factores involucrados en la interacción sexual consta de tres niveles básicos: el orgánico, el físico y el social. Cada nivel juega un indispensable rol distintivo. Para Ahlemeyer y Ludwig (1997) mientras cada nivel está involucrado en cada momento del encuentro, hay diferentes fases en las que cada sistema asume un rol importante.

En suma, en los dos enfoques expuestos, el sistema orientado sociológico y el cognitivo socio-psicológico, converge la posibilidad del uso del condón en los encuentros íntimos presentándose como el resultado de una multiplicidad de factores sociales y psicológicos y su particular configuración en la situación. Su divergencia radica en que la psicología social trata más con lo que el individuo trae dentro de la situación y con el contenido y proceso que él comparte con los otros como un miembro de su grupo y cultura. Entonces, se enfoca en el proceso compartido y el significado que los individuos les dan dentro de la situación. Mientras que el sistema orientado sociológico trata con el nivel social que está constituido por la emergencia y continuidad de las operaciones del sistema comunicativo. Sus elementos no son los individuos, sino las comunicaciones que son atribuidas a los individuos como acciones (comunicativas); sin embargo, estas dos perspectivas disciplinarias deben considerarse como complementarias en vez de irreconciliables, ya que la psicología social puede complementar la perspectiva del sistema social, y la investigación del sistema sociológico puede abrir nuevas perspectivas radicalmente diferentes de aquellas de los individuos (Ahlemeyer y Ludwig, 1997).

IV.2.4 Sociología relacional

Una teoría adicional fue utilizada por Bastard y colaboradores (1997) donde intentaron con datos empíricos probar sus hipótesis sobre cómo el tipo de relación sexual que los individuos tienen con su(s) pareja(s) determina el manejo del riesgo del VIH/SIDA y el uso del condón. Un concepto fundamental que manejan en esta investigación es "*la manera de adaptarse al riesgo*" (*coping the risk*) que incluye el conjunto entero de percepciones que los compañeros conforman, y los tipos de comportamiento que ellos adoptan respecto al problema del SIDA en las relaciones que ellos establecen. Para estos autores, las formas de enfrentarlo cubren diferentes aspectos de comunicación sobre el riesgo y métodos concretos de protección practicada, tal como el uso del condón o la prueba del VIH, así como procesos racionales y lenguaje que justifica y acompaña estas prácticas. Aquí, un tema central es el de la comunicación; se toma en cuenta si los compañeros han hablado juntos del tema y en qué manera: antes o después de la primera vez que ellos tuvieron relaciones sexuales; de manera general o de manera evasiva o de manera precisa y detallada, hablando de su propia situación, etc.

Los autores señalan que es necesario tomar en cuenta todo un conjunto de factores, incluyendo el proceso de racionalización y el lenguaje usado para la prevención, los cuales ayudan a moldear la percepción de la gente sobre la epidemia, su expansión y los medios apropiados de protección. Estas percepciones pueden permitir relativizar el riesgo basados en la idea de que la enfermedad no presenta peligro para la pareja dependiendo de su entorno social o hábitos sexuales, el tipo de relación que ellos establecen, o las medidas de esparcimiento atribuidas a la epidemia. O deben permitirles tener un acercamiento al riesgo, reforzando sus creencias sobre cómo se esparce la enfermedad y por ejemplo, cómo ataca a gente que directamente conocen (Bastard y cols., 1997).

Las diferentes maneras de *adaptarse al riesgo* están todas conectadas, y existen cinco factores que contribuyen a entender por qué es normal determinado comportamiento desde la perspectiva de la pareja; estos factores son: 1) El tipo de compromiso del compañero en la relación; 2) La etapa de la relación y la posición del compañero en sus ciclos de vida; 3) El espacio social de la relación; 4) El balance de poder en la relación y; 5) La relación con el propio cuerpo y la percepción de la salud en las relaciones con otros.

El tipo de compromiso del compañero en la relación

Con respecto al primer factor, Bastard y cols. (1997) creen que éste es crucial para entender la manera en que la pareja se comunica sobre el SIDA, y lo intentan probar de dos maneras. Primero, diferenciando las relaciones de acuerdo con el nivel de expectativas que las parejas tienen entre sí. Aquí los autores efectúan hipótesis respecto a que algunas personas que están en una relación de confianza, discutirán con sus parejas sobre SIDA o el uso del condón, poniendo trabas para usarlos porque temen que tales requisitos serán tomados de manera errónea y pongan la relación en duda. Contrariamente, otros que no están fuertemente ligados a la relación (porque tienen alternativas) tendrán menos dificultad en tratar el tema, como si no estuvieran temerosos en perjudicar la relación.

Bastard y colaboradores caracterizan los lazos ligados a dos compañeros haciendo la distinción entre individuos viviendo en una relación *de fusión o asociativa;* definen una relación de *fusión* como aquella que enfatiza la unidad y está basada en la durabilidad de la relación. Aquí se hace énfasis en la asimilación y la interdependencia de los individuos y se adhiere a los valores familiares y creencias tales como fidelidad y compromiso mutuo y se caracteriza por la idea de que se debe de compartir todo en todas las áreas de la vida. Aquí la dimensión romántica es predominante, con lo cual es difícil cualquier pregunta sobre otras relaciones de la pareja con otros y las prácticas preventivas. En contraste, definen una relación *asociativa* como aquella que se caracteriza por individuos que definen las áreas de intercambio en una relación y cómo este intercambio debe ser implementado; la pareja negocia los términos del contrato ligado entre ellos. Aquí se da una inclinación hacia un sistema de intercambios transparentes donde es posible compartir experiencias pasadas y discutir los riesgos tomados en la relación; el énfasis, a decir de los autores, es entonces la diferenciación y la independencia de los individuos dentro de la pareja.

Las hipótesis del primer factor propuestas por Bastard y colaboradores (1997) no fueron confirmadas con sus datos ya que encontraron que algunas parejas toman en consideración el riesgo y otras no, en los dos tipos de relación.

La etapa de la relación y la posición del compañero en sus ciclos de vida

En lo que se refiere al segundo factor, Bastard y colaboradores (1997) puntualizan que en un amplio sentido, una relación sexual no está estrictamente limitada a las relaciones sexuales; también incluye todos los aspectos de comunicación e interacción entre compañeros que precede y circunda el sexo, el cual permite que el sexo ocurra y le da estructura. La relación se presenta como un proceso dinámico que se transforma y se recompone en el tiempo; las maneras para *adaptarse al riesgo* del VIH y al SIDA dependen fuertemente de la etapa de la relación. Tres fases de la relación fueron identificadas por los autores: 1) Cortejo-seducción; 2) Familiaridad; 3) Fase desinvolucramiento. Cada etapa está asociada con fenómenos específicos de la relación que pueden presentar obstáculos para el uso del condón en la relación o riesgo.

Con respecto a la primera fase (Cortejo-seducción), los autores sostienen que las preocupaciones predominantes son el presentar la mejor imagen, ganar confianza y evitar fuentes de conflicto. Los temores que preceden sobre el protegerse uno mismo del riesgo del SIDA, usualmente la pareja tiende a minimizarlo; así, encontraron que muchos respondentes testificaron que ellos entendieron el riesgo de ciertos comportamientos que contribuían a la infección del VIH y les hubiera gustado usar el condón, pero que ellos abandonaron la idea cuando su compañero(a) mostró cualquier signo mínimo de reticencia. En lo que se refiere a la fase de familiaridad, Bastard y cols. (1997) explican que ésta corresponde a situaciones en las cuales las parejas tuvieron ya sexo, sienten que se conocen y han establecido lazos que los acercan. En muchos casos esta es la etapa donde la relación se siente estabilizada, ya sea que tenga muchos años o pocos días; por diversas razones, esta impresión puede también ser un camino del manejo del riesgo, especialmente del uso del condón. Los autores encontraron que la familiaridad está generalmente asociada con la seguridad, y por lo tanto, hay una tendencia en considerar tal acercamiento para ellos como seguro, mientras los extraños son potencialmente peligrosos; la monogamia entre compañeros refuerza esta impresión. Por lo que es difícil el manejo del riesgo y entonces es difícil para mucha gente introducir desconfianza en una relación que requiere confianza para construirla.

En la etapa de desinvolucramiento, donde la pareja piensa que la relación está llegando al final, los autores observaron con sus datos empíricos que el uso de condones o de otras medidas de protección son improbables entre compañeros que tuvieron relaciones sin tener precauciones, a menos que el declinamiento a la relación esté específicamente ligado a que al menos uno de ellos tuvo o tiene una relación percibida como de riesgo.

Bastard y cols. (1997) toman en consideración los ciclos de vida dentro de las etapas de la relación, apuntando que estas fases toman un significado diferente de acuerdo con las experiencias que los compañeros hayan alcanzado en sus ciclos de vida. Este factor considera a dónde los individuos están con respecto a su historia emocional, sexual y/o marital, así como su lugar en la relación. Los autores ejemplifican diciendo que en el caso de aquellos que inician una relación, el miedo de dar una mala impresión y perder la confianza del compañero tiene un gran precedente sobre la preocupación de protección hacia el SIDA. Esta gente tenderá a negar el riesgo y en confiarse en ellos mismos. Para algunos, el seleccionar un compañero seguro está basado en el criterio no muy efectivo, tal como la apariencia física y sus vinculaciones.

Espacio social de la relación

Respecto al tercer factor, Bastard y cols. (1997) definen dos espacios en la relación (primario o secundario) tomando la idea de la sociología urbana hecha por Remy y Voyé (1981). El espacio primario es un espacio oficial donde los individuos son influenciados por el poder de autoridades aceptadas y, en mayor o menor grado, por varias formas de control social sobre la satisfacción del trabajo, la comunidad, la casa, la escuela y otros roles en la sociedad. En contraste, el espacio secundario provee una experiencia de anonimato lejos de los controles sociales ordinarios, un contraespacio donde es posible saltar roles instituidos, ser y hacer algo distinto, quizás con otros compañeros.

Se afirma que las normas de una relación sexual incluso varían en términos del espacio primario o secundario de la relación. De esta forma, la confianza es una norma prevaleciente en el espacio primario debido a la monogamia entre compañeros; consecuentemente, sugerir el uso del condón será visto como un signo de desconfianza. En el espacio secundario, las normas de la relación varían más, e incluso las prácticas sexuales en el espacio secundario parecen unidas a establecer patrones de comportamiento en el espacio primario. Entonces, lejos de ser evitado, el riesgo es sistemáticamente asumido en experiencias secundarias donde la vida en el espacio primario parece tan monótona y convencional (Bastard y cols., 1997).

Balance de poder en la relación

Respecto al cuarto factor, se señala que el estudio de las relaciones sexuales y sus normas efectivas requiere de la consideración del balance de poder, ya que la forma en que la pareja negocia su comportamiento sexual es observando el riesgo, y depende de sus estructuras comparativas de capital que son de cuatro tipos: económico, social, cultural y simbólico. El capital económico puede ser movilizado directamente, por ejemplo, para mover del espacio primario determinado conjunto de circunstancias para una reunión favorable, seducir a la pareja, hacer a la otra persona financieramente dependiente, o pagar para servicios posteriores, el cual es probable que impacte fuertemente el comportamiento. El capital social se refiere a las redes que pueden ser movilizadas por los individuos para encontrar múltiples compañeros sexuales o para ejercer presión en el otro, a través de amigos, en una relación sexual. El capital cultural toma varias formas, tales como herramientas de comunicación y sociales; por ejemplo, hablar con facilidad sobre la sexualidad y estar a gusto con el propio cuerpo puede derivar de tener las habilidades sociales necesarias. Por último, el capital simbólico está definido como la capacidad en usar los tipos de capital anteriormente mencionados para crear un fuerte valor a los ojos del compañero; en materia emocional y sexual, el capital simbólico puede intercambiarse por sexo o al menos ser usado en la transacción de la relación sexual. Los autores subrayan que el uso de los recursos de capital no han sido todavía verificados sistemáticamente, y empíricamente no han sido operacionalizados; sólo se presentan como ideas que requieren posterior estudio y aclaración (Bastard y cols., 1997).

La relación con el propio cuerpo y la percepción de la salud en las relaciones con otros

En lo que se refiere al quinto factor, Bastard y colaboradores (1997) opinan que las formas en que la gente se involucra en una relación sexual y maneja el riesgo del SIDA están ligadas a su relación con sus propios cuerpos y su acercamiento con el manejo de salud. Tomando la relación con el propio cuerpo como una manera en la cual se cuida, se desarrolla, se fortifica o embellece a través del deporte y varias prácticas corporales, y ser más o menos atentos al no placer y la sensación inusual que este registra, se definen las relaciones instrumental y reflexiva con el cuerpo. La instrumental, se establece cuando el cuerpo es visto como una herramienta que habilita a los individuos a encontrar sus obligaciones profesionales o domésticas; este usualmente funciona sin que uno se dé cuenta de él o de que tome especial cuidado de él. La salud en tal relación con el propio cuerpo no es *"nada más que un estado aparente, que no amerita mayor atención o reflexión*" (Bastard y cols., 1997; p. 53). Por el contrario, una relación reflexiva es cuando los individuos consideran a sus cuerpos como un objeto estético, entonces sus cuerpos son vistos como algo meritorio de atención y observación; se convierte un objetivo de constante cuidado, a través de dietas adecuadas, deporte, etc. con el fin de conservarlo con el tiempo. Para la gente que tiene este tipo de relación con su cuerpo, la salud es tan buena que puede ser controlada; estar enfermo es un signo de algunos defectos en el estilo de vida, de falta de prácticas de prevención. La seducción se basa en mantener una satisfactoria autoimagen, la cual es considerada como una precondición necesaria para las habilidades de seducción.

Las hipótesis que los autores intentaron probar es que estos tipos de relaciones con el cuerpo tienen los efectos opuestos en la forma como los riesgos del SIDA son percibidos y manejados. Argumentan que los intercambios sexuales se caracterizan por preocuparse por la deliberación y prevención de las personas en un modo reflexivo, así como son caracterizados por un grado de fatalismo y una lógica reparadora para aquellos en un modo instrumental; estas hipótesis no pudieron ser probadas, ya que los datos empíricos mostraron que mientras que cerca de dos terceras partes de las personas en una relación reflexiva con su cuerpo mostraron una actitud de real preocupación con el riesgo, encontraron que en casi en proporción idéntica de personas con una relación instrumental con el cuerpo adoptaban la misma actitud y expresaban una verdadera preocupación por el problema. Algunas personas reflexivas de las cuales se podría haber esperado que pusieran atención en los mensajes de prevención, adoptaron una actitud reacia al riesgo del SIDA, lo cual parece contradictorio al camino en que ellos cuidan su salud en otras áreas de sus vidas. Esto es muy diferente a la gente que se protege de los riesgos del SIDA, de una manera u otra, mientras que tienen una relación instrumental con su cuerpo. El uso de medidas preventivas está asociado a una preocupación en conservar un alto grado de libertad en la relación y no sentirse comprometidos; un condón, es entonces, una forma de mantener a la pareja con cierta distancia. En la práctica, estas personas están motivadas a adoptar un comportamiento preventivo en una relación orientada, no referida a la salud; para estos autores, lo que parece ser una actitud preventiva no es y no está en la constante conexión entre la relación con un cuerpo y el camino para manejar el riesgo del SIDA.

Por último, Bastard y colaboradores (1997) subrayan que las razones por las cuales pensaban que sus hipótesis no fueron confirmadas se debieron a que el VIH/SIDA y el riesgo que representa no se considera como un problema de prevención en muchas relaciones; sólo un pequeño grupo de individuos conciben las relaciones sexuales, como otros aspectos de la vida, en términos de salud, y éstas son meramente vistas desde el ángulo de la intimidad y placer que ellos proveen. Los autores concluyen mencionando que estos resultados refuerzan más su convicción de que se necesitan más estudios sobre el comportamiento de riesgo relativo basado en el análisis de las relaciones, en el verdadero sentido del término, en las formas en que las parejas se involucran, en vez de las características peculiares de los sujetos. Finalmente, señalan que los factores evidentes no han sido todavía suficientemente estudiados y las posibilidades de combinación de ellos son muy complejas; sus respectivos pesos varían de una situación a otra, entonces un factor central en una situación dada, como la posición en el ciclo de vida, puede ser totalmente secundario en otra situación. Más aún, las mismas personas y las mismas actitudes de la pareja pueden variar considerablemente en el tiempo mientras que otras de sus cualidades básicas difícilmente cambian.

Para Van Campenhoudt y Cohen (1997) la importancia del trabajo de Bastard y cols. (1997) radica en proveer recursos conceptuales de los cuales sea posible definir de una manera ordenada y relevante, las situaciones actuales y los problemas que emergen en cada situación con respecto al SIDA. Enfatizan que es importante tomar en cuenta la fase de la relación y la posición de los compañeros en sus ciclos de vida debido a que ellos representan la situación legible del problema declarado. Los elementos de la teoría formal son, entonces, usados para captar tan correcto como sea posible la condición verdadera de la relación; la diversidad de teorías significa que numerosas explicaciones causales pueden ser usadas.

IV.2.5 Aspectos relevantes de las construcciones teóricas de procesos interaccionales

De las teorías antes expuestas sobre los procesos interaccionales se pueden destacar los siguientes aspectos:

a) La situación dimensional de la relación sexual

El contexto en el cual la relación sexual tiene lugar ejerce una influencia decisiva sobre el curso de la relación y el comportamiento de los compañeros (Van Campenhoudt y Cohen, 1997).

b) La dimensión temporal de la relación sexual

El comportamiento bajo estudio no es considerado la culminación de un proceso, sino un estado de la relación entre compañeros; por tanto, determinar los aspectos temporales es una dimensión importante para entender el comportamiento (Van Campenhoudt y Cohen, 1997).

c) Significados de la relación

Para entender el comportamiento sexual, la información crucial no es el vasto conocimiento de los compañeros sobre el SIDA, sino la determinación del significado de diferentes comunicaciones y comportamientos en la relación. La percepción de riesgo es una consecuencia de la interacción de las interpretaciones de los mensajes por los actores en las redes, tales como, los medios, la opinión del líder, amigos, compañeros y los individuos. Los significados conferidos en una relación no son producidos por un proceso externo a la relación, más bien son producidos por la relación y sus interacciones (Van Campenhoudt y Cohen, 1997).

d) Poder en la relación sexual

Un enfoque interaccional que no tome en cuenta el balance de poder entre compañeros estará construido en una ilusión errónea de una relación igual; por lo que es necesario considerarlo cuando se trata de entender el comportamiento sexual, ya que el mismo es inherente a la relación sexual y pone juntos a compañeros que persiguen diferentes objetivos con recursos desiguales. La influencia de la respectiva posición social de los compañeros en el curso de la relación ocurre principalmente en este nivel, y esta es la dimensión que está más profundamente influenciada por factores institucionales y macro sociales tales como los roles de género y las relaciones de poder basadas en el género, el sistema de parentesco y la ideología sexual. Por tal motivo se requiere de un entendimiento de cómo los compañeros usan recursos en sus relaciones y de más investigación para proveer un marco analítico que permita un entendimiento del papel de poder jugado en la interacción entre compañeros (Van Campenhoudt y Cohen, 1997).

e) La dimensión emocional de la relación sexual

Las emociones pueden tener una posición clave o periférica en la relación, ser su principal objetivo o tener otro fin, por lo que se debe estar alertas contra los puntos inequívocos y simplistas que crean un falso conflicto entre la emoción y la racionalidad (Van Campenhoudt y Cohen, 1997).

f) El status de riesgo en la relación sexual

La aceptación del riesgo complica los asuntos de prevención, por lo que si se entiende la dimensión del riesgo tomado en la relación sexual puede ser posible medir la probabilidad de éxito de los esfuerzos preventivos. La sugerencia sobre la promoción de hablar del sexo parece simple pero, como la investigación revela, algunos respondentes no se atreven a sugerirles a sus parejas el uso del condón, a pesar de que les gustaría que los compañeros lo sugirieran. Es necesario hacer un balance viable encontrando una combinación de medidas comunitarias y el ejercicio de la responsabilidad individual para luchar por el sexo seguro. Los enfoques teóricos actuales han estado dirigidos más hacia la explicación del comportamiento inseguro, en vez del desarrollo de protocolos para el cambio del comportamiento o el mantenimiento del sexo seguro (Van Campenhoudt y Cohen, 1997).

Por otra parte, una crítica efectuada a las teorías desarrolladas es considerar a los individuos *per se*, con sus propias características (personales o sociales), separadas de las interacciones en las cuales ellos están involucrados; por lo que es necesario analizar el enfoque de la interacción en donde no se toma en cuenta al individuo, sino a un ser que está incorporado en interacciones interpersonales y cuyo comportamiento sexual interactivo constituye la relación. Van Campenhoudt y cols. (1997) proponen que en lugar de confrontar los conceptos de las perspectivas dirigidas a los individuos y la orientada a la interacción, o ignorarse mutuamente, otra forma es redirigirlas de tal manera que se complementen cada cual. Para estos autores, Ingham y Van Zassen (1997) toman esta idea clave y demuestran que las características individuales y los elementos del contexto "*se vuelven sobresalientes sólo durante la misma interacción*" lo que significa que muchas de las características individuales no tienen ninguna importancia para la interacción en sí misma (Van Campenhoudt y cols., 1997, p. 80). Sostienen que lejos de negar la realidad de los individuos, dándole a la interacción una posición más central en las diferentes perspectivas, este enfoque hace posible redefinir las teorías de tal forma que ellas son más idóneas para entender el comportamiento sexual individual.

IV.3 De las características individuales a los procesos de interacción

Tomando en consideración que se deben sobrepasar los enfoques centrados en el individuo a aquellos que toman en cuenta los procesos de interacción, se desarrollaron otras teorías, de las cuales se exponen a continuación las más relevantes.

IV.3.1 Modelos predictivos del comportamiento relativo a la salud

Ingham y Van Zassen (1997) efectúan un análisis sobre los modelos desarrollados en los últimos 20 años que intentan predecir el comportamiento relativo a la salud, comenzando con los del campo de la psicología social y puntualizan que el concepto fundamental de la decisión racional de los individuos que está implícito en estos modelos, ha venido aproximándose bajo escrutinio en los años recientes. Sin embargo, más allá de la utilidad de estos modelos como tales, lo importante es su aplicación específica y su operacionalización en el campo del comportamiento sexual.

Estos autores argumentan que a pesar de que varios modelos difieren con respecto a sus componentes constitutivos específicos, ellos están basados en algunos supuestos comunes que pueden ser resumidos de la siguiente manera:

1) Los modelos formales incorporan un sesgo individualista ya que se toma poca atención al amplio contexto cultural, social y relacional en el cual la actividad sexual toma lugar.

2) Están construidos bajo el supuesto de racionalidad en la que se asume que ellos serán relaciones consistentes y predecibles entre actitudes, cognición, intención y comportamiento.

3) Son estáticos por eso ellos atribuyen a los individuos ciertos niveles fijos de propiedades tales como el conocimiento, la actitud, el riesgo percibido, la severidad percibida, etc.

Dos componentes clave para Ingham y Van Zassen (1997) que rara vez son incluidos en los modelos individuales son la percepción del riesgo y el rol de los factores sociales. Respecto al primero, afirman que las interpretaciones de los niveles percibidos de riesgo son extremadamente difíciles de medir cuando es desconocido cuál mecanismo y en qué contexto la percepción del riesgo toma lugar. Citan a Abrams y cols. (1990) señalando que estos autores reportan que sus respondentes (entre 16 y 19 años de edad) creían que el 50% de los pares heterosexuales serían seropositivos, y entonces, morirían de SIDA dentro de los próximos 10 años, mientras que su propio nivel personal de riesgo era percibido como muy bajo. Señalan que tales percepciones generales de los niveles de riesgo no puntualizan directamente al proceso actual descrito por aquellos respondentes en relación con las interacciones sexuales individuales. Además, puntualizan que no sólo es el riesgo un concepto que puede ser percibido, sino la noción de riesgo puede también ser creada (o inhibida) durante la misma interacción, de acuerdo con las necesidades percibidas del curso del encuentro, la presentación de lo que uno desea dar, etc. En tales casos, sin embargo, la función aparente de sacar a flote el tema es comúnmente minimizar la amenaza, no acceder al riesgo potencial.
Respecto el rol de los factores sociales, Ingham y Van Zassen (1997) indican que muy poca, o casi ninguna atención es puesta en las opiniones percibidas por *otros,* aparte del mismo compañero (y esto no siempre aplica). Y subrayan a partir de lo anterior, que la operacionalización del impacto social en comportamientos resultado, tal y como se contempla en los modelos, disminuye la importancia de lo social debido a la concepción individualista observada en la generación del comportamiento. Afirman que en la investigación que ellos realizan con gente joven encuentran que

los términos en los cuales las personas evalúan los costos y beneficios del uso del condón se refieren a temas tales como la reputación social e incluye miedos de tener un bajo desempeño sexual, a dar la imagen de ser carente de confianza, o alternativamente, al riesgo de la infección o ser indebidamente influenciado por amenazas en la salud. Por lo que afirman que los resultados actuales dependen, en amplio sentido, de la dinámica interaccional en vez de actitudes preexistentes y de modelos formales que no reflejan adecuadamente la complejidad de los conceptos que ellos intentan medir.

IV.3.2 Intenciones y comportamiento

Ingham y Van Zassen abordan el tema de la supuesta relación entre las intenciones en el comportamiento y el comportamiento en sí mismo, intentando probar lo que Fishbein, Middlestadt y Hitchcock (1975) plantean que "*desde que las intenciones son los determinantes inmediatos del comportamiento, un cambio en las intenciones debería permitir a un cambio en el comportamiento correspondiente*" (Ingham y Van Zassen, 1991, p. 250). De su investigación subrayan que a pesar de las intenciones claras y específicas y un aparente alto nivel de autoeficacia, la simple adición de una objeción anticipada cambia dramáticamente el panorama, por lo que es importante analizar cómo tales discrepancias son observadas. No obstante, consideran que un camino alternativo para considerar tales aparentes inconsistencias es aceptar que los factores situacionales inmediatos juegan una parte importante en la determinación del comportamiento que muchos modelos aceptan. Es decir, la gente simplemente no sabe qué pasará en muchas situaciones, por lo tanto, para estos autores es inapropiado el fuerte énfasis puesto en las intenciones del comportamiento. El hecho de que se defina a la actividad sexual como un tema de salud individual impone determinado conjunto de constructos dentro del campo, con el resultado de que algunos elementos cruciales y esenciales del proceso interaccional son invisibles.

Ingham y Van Zassen (1997) puntualizan que un análisis de los informes de los encuentros sexuales revela que hay considerablemente más áreas que influencian el resultado del uso del condón; así, otro estudio sugiere el importante rol de la interacción verbal y no verbal y la negociación, no sólo específicamente sobre el uso del condón, pero, más importantemente, sobre los aspectos más generales de la progresión y significados de los encuentros sexuales. En especial, no más de un tercio de los respondentes demostraron consistencia entre su percepción del riesgo, intenciones y comportamiento. Por lo que se señalan que para la mayoría, el uso o no uso del condón sólo puede ser entendido en términos del actual proceso de interacción, y las intenciones están relacionadas mucho más directamente con comportamientos una vez que hay una estrategia, un plan mental de cómo, dónde y cuándo se introduce la posibilidad del uso del condón, de tal forma que es necesario tener una noción más general de la competencia interaccional en el contexto sexual, y no sólo una focalización específica en (anticipar) el uso del condón por sí mismo.

IV.3.3 El amplio contexto social

Ingham y Van Zassen (1997) enfatizan que no puede ser ignorado el amplio contexto en el cual los significados de conducta sexual son definidos y estructurados, sobre todo el contexto directo de la relación sexual, el cual ha sido demostrado en tener un mayor impacto en el comportamiento sexual seguro. Los autores ejemplifican diciendo que el incrementar la intimidad permite un bajo reconocimiento del riesgo potencial y hay mayores dificultades en la persistencia del uso del condón, primero, por los mensajes de conflicto sobre el sexo seguro, y segundo, por la confianza prescrita dentro del dominio de los *scripts* sexuales (Ingham y Van Zassen, 1997). Los autores comentan que diversas investigaciones con métodos cualitativos han revelado la importancia crucial del entendimiento de las relaciones de poder, encontrándose consistentemente una relativa debilidad de las mujeres en la negociación de las actividades sexuales. Entonces, una apreciación del amplio contexto social es esencial para la interpretación de las respuestas individuales.

IV.3.4 Modelo preliminar dinámico de la interacción sexual

Con base en lo anterior, Ingham y Van Zassen (1997) identifican un número de factores que, en su opinión, contribuyen a un total entendimiento y explicación de la conducta sexual; señalan que el objetivo de interés no es el proceso de decisión individual sino la interacción por sí misma (Figura 4.4). Desde esta posición, otros aspectos necesitan ser considerados con el fin de llegar a una completa explicación del curso de los eventos, y sostienen que desde que los individuos entran a interacciones con toda la clase de expectativas, planes, deseos, capacidades e historias, estas necesidades deben ser tomadas enteramente en cuenta ya que ellas afectan el curso de la interacción.

Ingham y Van Zassen explican la figura señalando que en el centro (la arena) está la interacción; el foco de interés es cualquier evento descrito como algo que ocurre durante la interacción que tiene alguna relevancia, cualquiera que fuera, para el resultado de interés, y que se define en este caso como sexo seguro (específicamente uso de condón). Entonces, por ejemplo, un temor repentino de fallar en lograr o mantener una erección puede ser una razón directa para no desear arriesgarse usando condones.

La capa interior contiene factores que son directamente relevantes para el funcionamiento interaccional (competencia):

1) Habilidades en la propia presentación y la interpretación de los deseos de los otros.
2) Habilidades en la negociación y control interaccional.
3) Poder y respeto por el compañero.
4) Persistencia o la habilidad para mantener el contacto con los propios deseos originales.

FIGURA 4.4
Un modelo preliminar dinámico de la interacción sexual

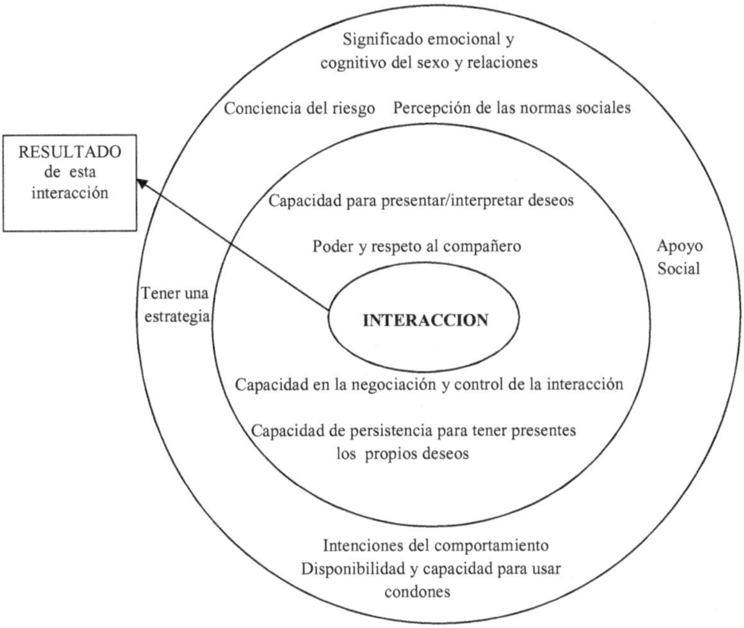

Fuente: Rademakers y cols., 1992, presentado en Ingham y Van Zassen, 1997.

La capa exterior contiene factores que son relevantes, pero no relacionados directamente con cualquier interacción específica:

1) Conciencia del riesgo.
2) Intenciones del comportamiento (que pueden ser específicas o generales).
3) Tener un plan y/o estrategias concretas.
4) Disponibilidad de y capacidad para usar condones.
5) Percepción de las normas sociales.

6) (Percepciones del) apoyo social.
7) Significancia emocional y cognitiva de los contactos sexuales y de las relaciones.

Según Ingham y Van Zassen, las características de este enfoque no se centran en que la interacción es el evento central, sino también que los individuos y los factores situacionales se vuelven sobresalientes sólo durante la misma interacción. Así, la intención para usar condones, la tendencia para controlar la situación, el deseo de una posición dominante, todos estos factores no tienen importancia fuera del curso de la interacción donde los compañeros juntos crean el resultado, aún si uno de ellos adopta un rol pasivo.

Aclaran los autores que los factores en ambas capas pueden ser redundantes dependiendo de la influencia y el impacto de los factores cerca del centro. Un ejemplo, es la intención de usar condón (la capa exterior) la cual estará sobrereglamentada por factores de la capa interior (tales como el temor de tratar el tópico) o por algo que ocurre durante el curso de la interacción. Para Ingham y Van Zassen (1997), el modelo presentado necesita ser expandido a través de la adición de dimensiones de tiempo, ya que es importante tener un mayor entendimiento de los caminos en los cuales diferentes factores se vuelven más o menos sobresalientes, así como en el desarrollo de una relación particular.

Las otras dimensiones se relacionan con el desarrollo de los individuos en términos de cuidados sexuales y el proceso a través del cual los individuos adquieren un rango de competencias. Ingham y Van Zassen sugieren que la relación entre los componentes identificados en la figura 4.4 y su importancia variarán tal como la experiencia individual de nuevas relaciones e interacciones. Enfatizan que trazar los caminos de desarrollo de la competencia individual es esencial para posibilitar el diseño de intervenciones convenientes y apropiadas.

Finalizan Ingham y Van Zassen (1997) subrayando que es importante puntualizar que la intención detrás del modelo aquí propuesto difiere considerablemente de aquellos más tradicionales asumidos en los estudios de comportamientos relativos a la salud, ya que la esencia de la distinción es aquella entre la predicción y la explicación. Estos autores creen que para desarrollar el entendimiento del comportamiento sexual de la gente joven, mayores esfuerzos deben estar dirigidos hacia la explicación; esto involucra adoptar un amplio rango de métodos menos restringidos por las dimensiones de los modelos existentes que han sido desarrollados para explorar otras áreas de interés.

IV.4 El modelo ecológico

Como resultado de las críticas efectuadas a las construcciones teóricas de procesos interaccionales, se desarrollaron otros enfoques útiles para situar dentro del contexto de diversos entornos -físico, social y político- a la salud y los comportamientos de los individuos a este respecto, entre los que destaca el del modelo social ecológico, denominado comúnmente modelo ecológico. Esta teoría se utiliza para explicar las asociaciones complejas entre los factores sociales y estructurales, las prácticas individuales, el entorno físico y la salud. La contextualización de los comportamientos de los individuos se efectúa mediante el uso de dimensiones que incluyen los ámbitos intrapersonal, interpersonal (de redes), de la comunidad y de política pública y proporciona un marco que describe las interacciones entre estos niveles (Baral y cols., 2013).

Se señala que los modelos ecológicos centrados en los factores intrapersonales han sido ampliamente utilizados en el diseño de intervenciones en salud eficaces destinadas a la modificación de los comportamientos individuales. Sin embargo, pocos modelos se han desarrollado para guiar la medición del nivel individual de riesgo, tanto biológico como del comportamiento, en particular de un problema de salud pública mundial con altos niveles de riesgo como lo es la infección por VIH. Al respecto, se discute que esta epidemia puede ser considerada como un grupo de epidemias interrelacionadas (subepidemias), cada una con sus propias personas, factores de riesgo sociales y estructurales. Además, las subepidemias en la población tienen dinámicas diferentes, por lo que ningún modelo puede describir todos los factores de riesgo a través de estos diversos dominios. Por tanto, la conceptualización de los perfiles epidemiológicos desde una postura teórica ecológica necesita un modelo con especificidad y contexto, con un análisis multinivel que incorpore la estructura social, las normas de la comunidad, y los factores biológicos (Baral y cols., 2013).

El modelo ecológico ha sido utilizado en diferentes áreas del conocimiento, haciendo algunas modificaciones pertinentes para abordarse desde la óptica de cada una de ellas. Así, en el campo de la psicología se argumenta que este modelo presenta una serie de componentes que son conceptos familiares en otras disciplinas (ciencias sociales, políticas, de la conducta, etc.), y la utilidad de su contribución es tomar en cuenta las interconexiones ambientales y el impacto que éstas pueden tener sobre la persona y su desarrollo psicológico. Su aplicación en la psicología es dar un nuevo trato al paciente como una persona en progresiva acomodación a sus entornos inmediatos (también cambiantes): familia, amigos, hospital, etc., e influido por las relaciones que se establecen entre estos contextos y otros más grandes en los que el individuo está incluido (sociedad, cultura, ideología, etc.). Se argumenta que tomar en consideración estos aspectos ayuda a discernir qué reacciones son propias del enfermo y cuáles están provocadas por los entornos más inmediato o más distantes y facilita perfilar intervenciones más adecuadas, no sólo centradas en el paciente (Torrico-Linares y cols., 2002).

En el campo de la salud reproductiva el enfoque ecológico también ha sido utilizado para abordar la problemática de la violencia contra las mujeres y niñas, y pone de relieve la importancia de comprender la compleja interacción de factores biológicos, psicológicos, sociales, culturales, económicos y políticos que aumentan la posibilidad de que las mujeres y las niñas sean objeto de violencia (y de que los hombres la perpetren) (Ward y cols., s/f).

Este modelo pone de relieve el hecho de que para la prevención de la violencia y diseñar programas de respuesta, el sector salud debe examinar todos los factores que contribuyen a su perpetración y elaborar estrategias para detectar y atender a todas las personas que están en situación de riesgo, así como reducir o eliminar el riesgo. El uso del modelo ecológico puede ayudar al personal de los servicios de salud a modificar la orientación de la prestación de servicios individuales y biomédicos a un enfoque más integral de intervenciones de salud que no sólo tengan en cuenta las necesidades individuales de salud, sino que también aborden la necesidad del cambio social (Ward y cols., s/f).

A pesar de la utilidad del modelo ecológico, una de las críticas efectuada en el campo de la salud es su carencia de especificidad suficiente para guiar la conceptualización de un determinado problema o para identificar las intervenciones apropiadas. De esta forma, Baral y cols. (2013) señalan que por ejemplo para describir adecuadamente y abordar la complejidad de una epidemia como la del VIH, se deben desarrollar modelos únicos para poblaciones específicas que contribuyan a medir pertinentemente los riesgos y los contextos de riesgo. Puntualizan que después de una revisión exhaustiva de la literatura, se encontró que ningún modelo diseñado a la fecha engloba como ejes impulsores del riesgo de la transmisión individual de la epidemia del VIH a los contextos social y estructural.

Al respecto, Aral y Gorbach (2002) señalan que gran parte de las investigaciones epidemiológicas sobre las ITS se han centrado en la descripción de las características de los individuos al riesgo, por lo que estos estudios son limitados por no consideran el contexto social en el cual la exposición ocurre. Por otro lado, enfatizan que la ciencia social empírica en el estudio de la sexualidad tiene que inferir sus implicaciones en la salud pública debido a la falta de datos clínicos en donde se define el estatus de la salud sexual de sus participantes. Por tales motivos estos autores enfatizan que es necesario integrar ambas aproximaciones empíricas con el fin de desarrollar intervenciones que tengan como propósito la reducción del riesgo, y las mismas deben estar dirigidas no sólo a los individuos, en especial a las personas con mayor riesgo, sino al amplio contexto social en el cual el comportamiento de los individuos se determina (Aral y Gorbach, 2002).

Aral y Gorbach sugieren que en las intervenciones comunitarias que fueron iniciadas a principios del siglo XX, el enfoque se ha centrado de lo individual a lo comunitario, excluyendo los niveles críticos de la diada sexual (o compañeros sexuales) y de las redes sociales (o grupos de pares); afirman que con el uso de un marco conceptual con aproximación ecológica en donde se identifican los factores que afectan el riesgo a las ITS en múltiples niveles se avanzará en la comprensión de tal riesgo. Por lo que la perspectiva ecológica supone que los resultados del comportamiento sexual es el resultado de la interacción de los determinantes individuales y medioambientales (McLeroy y cols., 1988).

IV.4.1 El modelo ecológico modificado

Aral y Gorbach (2002) plantean un modelo ecológico modificado que propone que la variable dependiente está afectada por las variables independientes en diferentes niveles de dirección; tomando como base la crítica que Diez-Roux (1998) hace respecto al enfoque de la *"individualización"* del riesgo[11], estos autores señalan que mientras algunas conceptualizaciones del riesgo reproductivo en hombres y mujeres han considerado el rol de los grupos de pares en el comportamiento individual, la influencia de los miembros de los grupos sociales aún no ha sido considerada en un modelo holístico, por lo que sería muy útil construir un nuevo marco para conceptualizar el riesgo de mujeres y hombres a las ITS, y tal modelo introduce postulados de que las ITS, incluyendo el VIH, están afectadas por muchos niveles (Figura 4.5). Señalan que específicamente este modelo se construye con el nivel individual adicionando el nivel de la pareja y separando la influencia del entorno social del amplio contexto comunitario. La yuxtaposición de las distintas esferas de este modelo representa la gama de niveles en los cuales ocurre el comportamiento sexual de riesgo, que pueden conducir a las ITS, en especial al VIH/SIDA.

[11] Donde se perpetúa la idea de que el riesgo es individual (Diez-Roux, 1998).

IV.4.2 Niveles del modelo ecológico modificado: individual, de pareja, del entorno social y de la comunidad

En la propuesta de modificación al modelo ecológico, Aral y Gorbach (2002) contemplan los siguientes factores de la esfera individual: la edad, el sexo, la educación, la etnicidad, los recursos socioeconómicos, el uso de drogas, las duchas vaginales, los episodios anteriores y actuales de ITS (excluyendo el VIH/SIDA), el uso actual del condón y de anticonceptivos, las prácticas sexuales, la autoeficacia, la experiencia en el uso del condón, la elección de la pareja, las pruebas y tratamiento de otras ITS.

En la esfera de la pareja estos autores hacen la diferencia entre las características de la pareja principal y la pareja no principal; en la pareja principal toman en cuenta la concordancia, la inserción en las redes sociales, el deseo de la pareja de hijos, la comunicación sexual, el intercambio de dinero/drogas, el comportamiento/actitud de la pareja en relación con el condón, el balance de poder, la exclusividad, la etapa, el tipo, la duración y el abuso. En la pareja no principal consideran el número de parejas, la duración, la concordancia, la inserción en las redes sociales, intercambio de dinero/drogas y el comportamiento/actitud de la pareja en relación con el condón.

Los factores contemplados en la esfera del entorno social son: el tamaño, las normas del uso del condón, la estructura organizacional (grupos), los roles de género, la presencia familiar, el apoyo emocional, informativo e instrumental.

FIGURA 4.5
Modelo Ecológico modificado sobre el riesgo de las ITS en mujeres y hombres

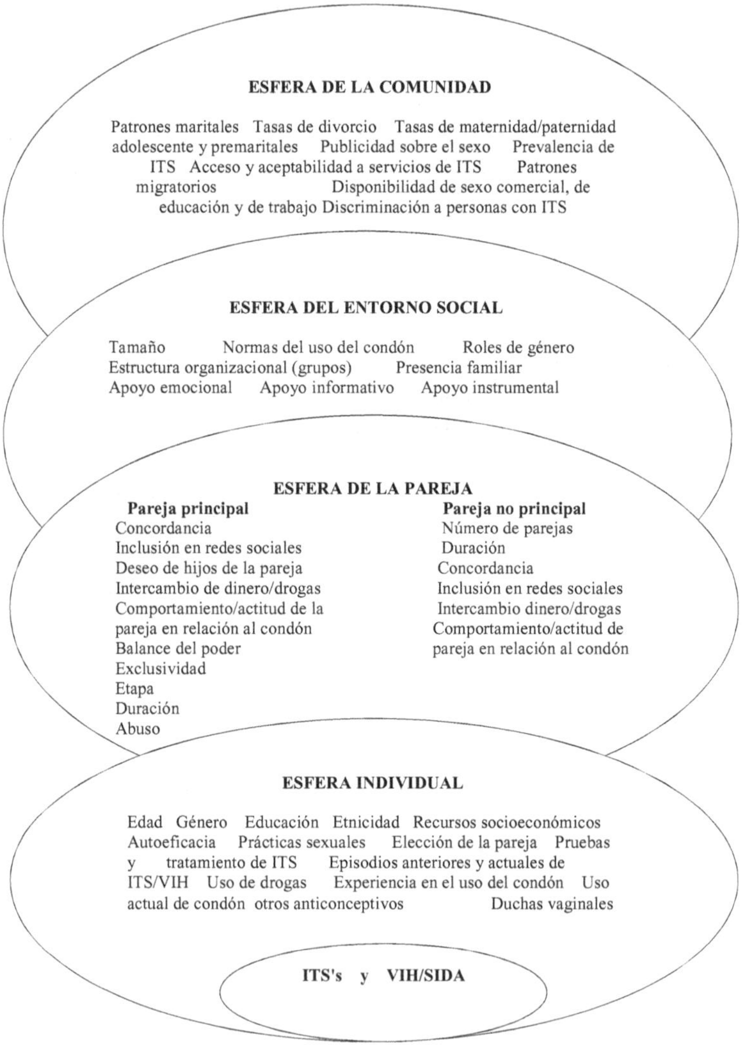

Fuente: Aral y Gorbach,2002

En la esfera de la comunidad los factores que Aral y Gorbach toman en cuenta son: la prevalencia de ITS, los patrones maritales, las tasas de divorcio, las tasas de maternidad/paternidad adolescentes y premaritales, la publicidad sobre sexo, el acceso y aceptabilidad a los servicios de atención de ITS, los patrones migratorios, la discriminación de personas con ITS, la disponibilidad de sexo comercial, de educación y de trabajo.

En este modelo se postula que la interacción sexual está afectada por factores que están en diferentes esferas: el individual, el de su pareja, el de su entorno social y el de la comunidad.

Aral y Gorbach (2002) señalan que los nuevos hallazgos en el riesgo de ITS en la esfera de la pareja han mostrado que determinados patrones de parejas discordantes, en cuando a la edad, raza/etnia y número de parejas sexuales, representan factores de riesgo para adquirir ITS. Otros análisis han intentado tomar en cuenta el riesgo de la esfera de la pareja; encontrando que el 27% de las mujeres en edad reproductiva tenían un riesgo directo (a través de su propio comportamiento) o indirecto de ITS (a través del comportamiento de la pareja).

En relación con el riesgo para contraer infecciones, algunos investigadores señalan que ha habido poca investigación y ésta se ha centrado básicamente en las relaciones de pareja en estudiantes universitarios, donde ese observa que los compañeros sexuales de los alumnos son predominantemente personas con características sociales similares. Sin embargo, los estudios epidemiológicos en ITS tienen interpretaciones mezcladas respecto a la gente que tiene sexo con dos o más parejas fuera de su propio estrato social (Catania y cols., 1995). En otro estudio se destaca el hecho de que los(las) compañeros(as) de las personas con ITS no sólo no eran no monógamas (inferido por el hecho de que o el paciente o su compañero(a), o ambos, tenían otras parejas), sino que tenían relaciones fuera de la red social del paciente y estaban propensos(as) a estar involucrados(as) en el intercambio de sexo por drogas (Thomas y cols., 1995).

Las investigaciones de los roles de las normas sociales han mostrado que la consistencia o inconsistencia entre éstas y el comportamiento preventivo para las ITS es un determinante importante del tipo de influencia social que las redes sociales y el grupo de referencia ejercerá en sus miembros, vigilando la adopción de tales comportamientos (Catania y cols., 1989). La percepción de las normas sociales, o entre pares, respecto a las prácticas de sexo seguro ha demostrado ser un factor relevante del comportamiento tomado para afrontar el riesgo al VIH (Kelly y cols., 1993). Específicamente, si los individuos creen que el uso del condón u otros comportamientos de sexo seguro son esperados, respaldados y propensos a ser reforzados dentro de la red de pares, ellos estarán más propensos a cumplir estas normas percibidas (Fisher y Misovich, 1990).

Aral y Gorbach (2002) señalan que se ha avanzado rápidamente en la comprensión del rol de la conducta para determinar el riesgo individual para adquirir una ITS y la influencia en la tasa de esparcimiento de las ITS en la población. Concluyen diciendo que mejorar el entendimiento mediante la aproximación ecológica de cómo los comportamientos afectan las ITS contribuirá al desarrollo de intervenciones conductuales efectivas cuya finalidad sea la prevención de las ITS.

En suma, las diversas teorías desarrolladas por diversas disciplinas sobre el comportamiento sexual y reproductivo de los individuos han mostrado recientemente una evolución en su perspectiva, pasando del análisis centrado en las características individuales a los procesos de interacción social. Este cambio de enfoque fue motivado por la pandemia que se presentó a nivel mundial sobre el VIH, y surgió como una teoría especializada en un tema muy particular; no obstante este cambio de perspectiva es muy pertinente para también estudiar el uso del condón, el cual es un factor relevante que puede contribuir a la disminución de la transmisión del VIH. A continuación se expone el marco conceptual que se utilizará en esta investigación.

IV.4.3 Operacionalización del Modelo Ecológico Modificado al presente análisis

Dentro del conjunto de teorías que se enfocan a los procesos de interacción social destaca el modelo preliminar dinámico de interacción sexual propuesto por Rademakers y colaboradores en 1992[12]. A pesar de la relevancia de esta teoría, en este trabajo no se pudo hacer una adaptación de este enfoque para estudiar el uso del condón debido los requerimientos de información necesaria para su aplicación. Entonces, haciendo uso del modelo ecológico modificado propuesto por Aral y Gorbach (2002), en la figura 4.6 se presenta el esquema mediante el cual este trabajo busca aproximarse con esta teoría respecto al uso del condón en la última relación sexual en varones adolescentes de 13 a 19 años de edad.

[12] El cual fue ampliamente analizado por Ingham y Van Zassen (1997) y está sintetizado en este capítulo.

FIGURA 4.6

Propuesta del modelo ecológico modificado para el uso del condón

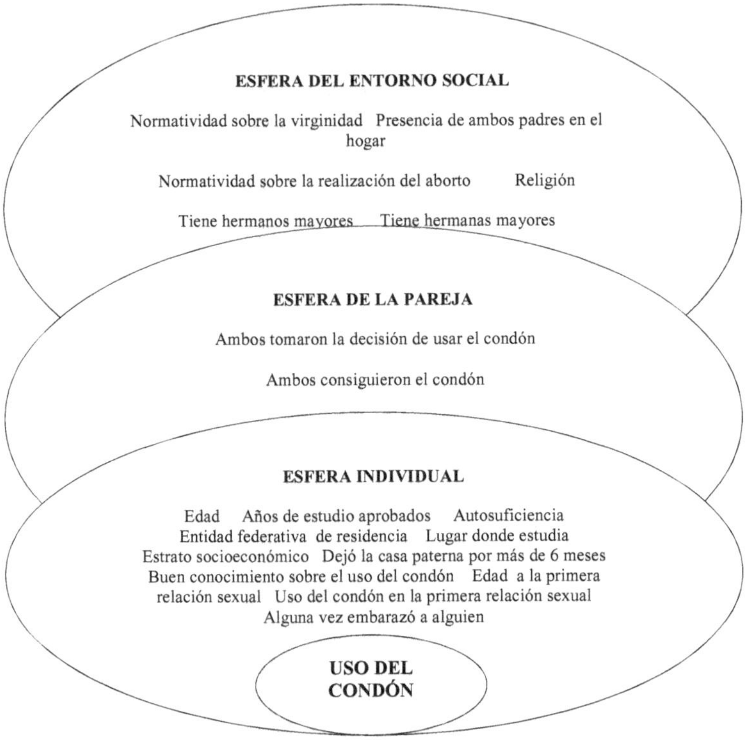

Fuente: Elaboración propia con base en el modelo ecológico modificado propuesto por Aral y Gorbach, 2002

En la esfera individual los factores que se analizarán serán: la edad de los varones adolescentes, años de estudios aprobados, su autosuficiencia, la entidad de residencia, el lugar en donde estudian, estrato socioeconómico, si dejaron la casa paterna por más de seis meses, su buen conocimiento del uso del condón, la edad a la primera relación sexual, el uso del condón en la primera relación sexual y si alguna vez vivió la experiencia de embarazar a alguien.

En la esfera de la pareja los factores que se considerarán serán: si los varones adolescentes junto con sus parejas sexuales tomaron la decisión de usar el condón y si ellos junto con sus parejas consiguieron el condón.

En la esfera del entorno social se analizarán: la normatividad sobre la virginidad y sobre la realización del aborto, su religión, la presencia de ambos padres en el hogar y si los varones tienen hermanos y hermanas mayores.

En este caso, la yuxtaposición de las distintas esferas representa la gama de niveles en los cuales ocurre un comportamiento sexual sin riesgo con el uso del condón.

En el siguiente capítulo se explica la operacionalización de los datos de cada una de las esferas del esquema aquí planteado, y la metodología que se utilizará para el análisis de la información.

V. DATOS Y METODOLOGÍA

V.1 Fuentes de información

El Centro Regional de Investigaciones Multidisciplinarias de la Universidad Nacional Autónoma de México (CRIM/UNAM) llevó a cabo la "*Encuesta de Salud Reproductiva de los Estudiantes de Educación Secundaria y Media Superior*" durante los años 2002-2003. Esta encuesta fue realizada en escuelas de cinco entidades federativas consideradas por CONAPO como prioritarias por su índice de marginación y rezagos demográficos (CONAPO, 2001). Estas entidades son: Chiapas, Guanajuato, Guerrero, Puebla y San Luis Potosí. Se entrevistaron en total a 15,488 estudiantes hombres y mujeres de 13 a 19 años de edad que cursaban de segundo de secundaria a tercer año de bachillerato en escuelas públicas. En este trabajo la población objeto de estudio son los varones de 13 a 19 años de edad, los cuales representa el 48.3% del total de la población entrevistada (n=7,484).

La encuesta tuvo un diseño muestral multietápico, donde primero se seleccionaron las escuelas, luego los turnos, luego los grupos y al final, los alumnos. La selección de las escuelas se hizo con base en un muestreo proporcional al número de alumnos de cada escuela pública considerada (secundaria, telesecundaria, bachillerato general, bachillerato técnico y profesional técnica). La selección de turnos, de los grupos en cada turno, y de alumnos en cada grupo se hizo con base en un muestreo aleatorio simple[13]. El diseño muestral fue representativo de todas las escuelas públicas, por lo que se calcularon los estimadores de las variables numéricas y alfanuméricas, y se obtuvieron los ponderadores correspondientes. Es decir que los resultados de esta investigación son

[13] Para mayor información ver González, Xavier. "Diseño muestral de la encuesta de salud reproductiva de los estudiantes de educación secundaria y media superior" en Menkes y cols. 2006.

representativos de la población estudiantil de secundaria y media superior de 13 a 19 años de las 5 entidades federativas seleccionadas, Chiapas, Guanajuato, Guerrero, Puebla y San Luis Potosí.

La encuesta usó un cuestionario de autollenado que tiene ocho secciones:

I. Características generales, II. Conocimiento sobre la biología de la reproducción y sexualidad, III. Conocimiento sobre infecciones de transmisión sexual, IV. Conocimiento y uso de métodos anticonceptivos, V. Sexualidad y uso de métodos anticonceptivos, VI. Fecundidad, VII. Expectativas de vida y, VIII. Situación de pareja y características de la vivienda.

De las 8 secciones del cuestionario, se seleccionaron algunas de las preguntas efectuadas a los estudiantes. A continuación se describe la información que se utilizó para este trabajo. De la primera sección del cuestionario de autollenado, se consideró la edad, la escolaridad y la realización de algún trabajo (con y sin remuneración) por parte de los estudiantes varones; así como las personas que conformaban el hogar de los estudiantes, en especial, la presencia de ambos padres en el hogar y número de hermanos y hermanas mayores.

En la segunda sección, los datos que se utilizaron del cuestionario de autollenado, corresponden a la educación sexual recibida dentro y fuera de la escuela, tipo de informante que proporcionó esta información y temas vistos en el último curso, clase o plática dentro de la escuela; así como algunas preguntas efectuadas sobre su conocimiento de la biología de la reproducción, y su opinión sobre la virginidad de la mujer y el aborto.

De la tercera sección, la información explorada corresponde a los conocimientos de los estudiantes varones tienen sobre las formas de prevención de las infecciones de transmisión sexual (ITS).

En la cuarta sección se usaron las respuestas que los estudiantes varones dieron al conocimiento del preservativo mediante la formulación de tres preguntas sobre su funcionamiento y utilidad.

De la quinta sección se analizó la información sobre el inicio de relaciones sexuales[14] en adolescentes varones, edad a la primera relación sexual, uso del condón en la primera relación sexual, número de relaciones sexuales tres meses antes de la entrevista (para los que habían declarado tener más de una relación sexual), uso del condón en la última relación sexual, y persona que tomó la decisión y consiguió el método.

En la sexta sección, se exploraron los datos sobre la experiencia de algún embarazo por parte de los estudiantes varones.

De la octava sección se tomó en cuenta las respuestas dadas por los adolescentes varones respecto a si alguna vez habían dejado el hogar paterno por más de seis meses. Por último, se indagó sobre la religión que los adolescentes profesaban y sobre algunas características de la vivienda, tales como el número de baños con regadera, posesión de calentador de agua, auto para el uso de algún miembro del hogar no importando que fuera taxi o auto de trabajo, número de focos y de cuartos de la vivienda (excluyendo baños).

V.2 Operacionalización de los datos

A continuación se describe la operacionalización de los datos efectuada en cada capítulo.

V.2.1 Análisis de educación sexual

En relación con las localidades en donde se encuentran ubicadas las escuelas, se definieron dos categorías para el presente análisis: 1) Hasta 14,999 habitantes y, 2) 15,000 y más habitantes.

Por otro lado, para evaluar la educación sexual que los estudiantes adolescentes varones aprenden en la escuela, se crearon tres indicadores

[14] Definida y especificada en el cuestionario autoaplicado a los estudiantes como relación coital (pene – vagina) (Menkes y cols., 2006).

tomando en consideración la información referente al riesgo de embarazo, las medidas de prevención de las ITS y el conocimiento sobre el uso del condón.

Riesgo de embarazo

Para la construcción del indicador sobre el conocimiento del riesgo de embarazo se tomaron en cuenta las preguntas referentes al periodo de mayor probabilidad de embarazo, y riesgo de embarazo en la primera relación sexual sin el uso de un método anticonceptivo.

La pregunta que se efectuó a los estudiantes para evaluar sus conocimientos sobre el periodo de mayor probabilidad de embarazo fue la siguiente: ¿Cuándo es más probable que una mujer quede embarazada? Y las respuestas de las cuales tenían que elegir una opción eran:

1) Una semana antes de que la regla comience
2) Durante la regla
3) Una semana después de que la regla comienza
4) Dos semanas después de que la regla comienza
5) No hay diferencia, cualquier tiempo es igual
6) No sé

A partir de sus contestaciones se construyeron las categorías: respuesta correcta, respuesta incorrecta.

En relación con el riesgo de embarazo en la primera relación sexual sin el uso de un método anticonceptivo se utilizó la siguiente pregunta: Una mujer que no utiliza un método anticonceptivo ¿puede quedar embarazada en su primera relación sexual? Las opciones de respuesta de las cuales tenían que marcar una sola contestación eran: Sí o no. Estas respuestas se recodificaron en: respuesta correcta, respuesta incorrecta.

Con las dos preguntas anteriores, se construyó un indicador denominado *medida del buen conocimiento que los estudiantes tienen sobre el riesgo de embarazo*, cuyas categorías de respuesta son: buen conocimiento y mal conocimiento. La categoría "buen conocimiento" contempla sólo las respuestas correctas a las dos preguntas efectuadas; el resto de combinaciones (una respuesta correcta y una respuesta incorrecta o dos respuestas incorrectas) quedaron agrupadas en "conocimiento malo".

Prevención de las ITS

Para la construcción del indicador sobre el conocimiento de la prevención de las ITS, se utilizó la pregunta: ¿En general sabes qué puede hacer una persona para evitar el contagio de una ITS? Cuyas opciones de respuesta eran: Sí o no. A los estudiantes que respondían afirmativamente se les efectuaba a continuación otra pregunta: ¿Qué se puede hacer? Entre las opciones de respuestas estaban las siguientes contestaciones:

1) Uso de óvulos o tabletas anticonceptivas
2) No tener relaciones sexuales
3) No tener relaciones sexuales con personas infectadas[15].

En cada una de estas respuestas los estudiantes tenían que marcar alguna de las siguientes opciones: Sí, no, no sé. Las contestaciones a cada una de las preguntas se recodificaron como: respuesta correcta, respuesta incorrecta.

Con las respuestas a la pregunta anterior, se creó un indicador denominado *medida del buen conocimiento que los estudiantes tienen para prevenir las ITS*, cuyas categorías de respuesta son: buen conocimiento y mal conocimiento. La categoría "buen conocimiento" contempla sólo las respuestas correctas a las tres contestaciones; el resto de combinaciones (una respuesta correcta y dos respuestas incorrectas, una respuesta

[15] En el cuestionario se incluyen otras preguntas, entre las cuales está el uso del condón. Aquí únicamente se consideran estas tres, y en especial no se considera la respuesta sobre el uso del condón, ya que se construyó otro indicador sobre el conocimiento del uso del condón en donde se incluye el uso del condón como forma de prevención de las ITS, y esto es explicado en el siguiente apartado.

incorrecta y dos correctas, o las tres respuestas incorrectas) quedaron agrupadas en "conocimiento malo".

Conocimiento sobre el uso del condón

Para la construcción del indicador sobre el conocimiento del uso del condón se utilizaron las respuestas a tres preguntas:

1) ¿Cómo se usa el condón masculino?
2) ¿Sabes cuándo se debe usar el condón masculino?
3) ¿El condón masculino se utiliza como un método para prevenir un embarazo o una infección de transmisión sexual?

Respecto a la primera pregunta sobre la forma de uso del condón masculino, las opciones de respuesta donde podían marcar sólo una contestación eran:

1) Se puede volver a usar el mismo en más de una relación sexual
2) Se usa sólo una vez durante la relación sexual
3) Se usa después de tener relaciones sexuales
4) No sé

En relación con la segunda pregunta relacionada con cuándo debe usarse el condón masculino, las opciones de respuesta donde podían marcar sólo una contestación eran:

1) Cuando se ha eyaculado
2) Cuando el pene está erecto
3) Desde que se inicia la relación sexual[16]
4) No sé

En la tercera pregunta referente a la utilidad del condón masculino, las opciones de respuesta donde podían marcar sólo una contestación eran:

[16] En esta pregunta se tomaron como opciones válidas las respuestas: cuando el pene está erecto, y desde que se inicia la relación sexual.

1) Para prevenir un embarazo
2) Para prevenir una infección de transmisión sexual
3) Para ambas
4) No sé

Las respuestas de cada pregunta se recodificaron en: respuesta correcta, respuesta incorrecta. Con estas tres preguntas, se construyó un indicador denominado *buen conocimiento del uso del condón*, cuyas categorías de respuesta son: Sí o no. La categoría "sí" contempla sólo las respuestas correctas a las tres preguntas; el resto de combinaciones (una respuesta correcta y dos respuestas incorrectas, una respuesta incorrecta y dos correctas, o las tres respuestas incorrectas) quedaron agrupadas en la categoría "no".

V.2.2 Análisis sobre el uso del condón en la última relación sexual

Para evaluar el uso del condón en estudiantes adolescentes varones en la última relación sexual, se utilizó la teoría ecológica modificada propuesta por Aral y Gorbach[17] en donde se requiere tomar en consideración algunos factores que es necesario construir a partir de la información recabada en la encuesta.

La construcción del indicador sobre el *uso del condón en la última relación sexual* se utilizó la pregunta: La última vez que tuviste relaciones sexuales con penetración; es decir coito, ¿tú o tú pareja utilizaron algún método anticonceptivo? Cuyas opciones de respuesta eran: Sí o no. A los estudiantes que respondían afirmativamente se les efectuaba a continuación otra pregunta: ¿Qué método anticonceptivo usaron o qué hicieron en la última relación sexual? Las opciones de respuesta a esta última pregunta eran: a) Pastillas o píldoras, b) Inyecciones, c) Dispositivo intrauterino (DIU), d) Preservativo o condón, e) Óvulos, jaleas o espumas, f) Ritmo,

[17] Para mayor información ver el capítulo del Marco Conceptual.

g) Retiro, h) Operación femenina (OTB o salpingoclasia), i) Operación masculina (vasectomía), j) Ninguno, k) Otro.

A partir de estas respuestas se construyó el indicador *uso del condón en la última relación sexual* con dos categorías de respuesta: Sí o no, y esta constituye la variable dependiente en los modelos de regresión logística que se dividen: sí usó el condón y no usó el condón, es decir, usó otro método anticonceptivo o no uso ninguno.

El primer factor, inserto en la esfera individual, se refiere a los recursos socioeconómicos del individuo; para ello se construyó un índice socioeconómico tomando en consideración las siguientes preguntas efectuadas a los estudiantes:

1) ¿Cuántos baños con regadera hay en tu vivienda?
2) ¿En tu vivienda tienen boiler o calentador de agua?
3) En tu vivienda ¿hay al menos un auto para el uso de algún miembro del hogar, no importa que sea taxi o auto de su trabajo?
4) Contando todos los focos y lámparas del techo ¿cuándos focos tiene tu vivienda?;
5) ¿Cuál es el número total de personas que viven contigo?
6) Sin contar los baños ¿cuántos cuartos tiene en total tu vivienda incluyendo la cocina, las recámaras, sala y estudio?

Las opciones de respuesta de la existencia de baños con regadera en de vivienda consistían en escribir el número o bien, señalar que no tenían (circulando el código de respuesta correspondiente a "No hay").
En el caso de las preguntas sobre si la vivienda poseía boiler y al menos un auto, las opciones de respuesta eran: Sí o No.

En relación con el número de focos de la vivienda las opciones de respuesta, donde tenían que marcar una sola contestación, eran:

1) No hay luz eléctrica;
2) Uno a cinco;
3) Seis a diez;

4) Once a quince;
5) Dieciséis a veinte
6) Veintiuno y más

La opción de respuesta sobre el número total de personas que vivían con el adolescente consistía en anotar la cantidad de individuos, en donde al menos se debía escribir "uno" en el caso de que el estudiante adolescente habitara sólo en su vivienda. Y la opción de respuesta de los cuartos de la vivienda consistía en anotar el número que había en su hogar excluyendo los baños.

Se efectuó el cociente del número total de personas de la vivienda y el número de cuartos en la misma para tener una medida sobre la *densidad en el hogar.* Con la distribución de densidad en el hogar, se renombró el indicador como *hogar hacinado y se* efectuó una recodificación en dos categorías: Sí y no, donde la categoría "sí" corresponde a valores en el cociente de tres o más, y "no" a valores menores de tres.

Con el fin de uniformizar las respuestas a todas estas preguntas y posteriormente crear un índice aditivo sobre el nivel socioeconómico de los estudiantes, las preguntas efectuadas sobre el número de baños con regadera y número de focos se recodificaron para sólo tener la información si poseían o no estos bienes. De esta forma quedaron clasificados como posesión en el hogar de baños con regadera y de electricidad en la vivienda y las respuestas en cada una de ellas fueron: Sí o No.

Con toda la información anterior se construyó un índice aditivo sobre el nivel socioeconómico de los estudiantes. Como paso previo a la construcción del índice se efectuó la prueba estadística alfa de Cronbach[18], obteniendo un mayor valor de alfa cuando se descartaba el indicador sobre la posesión de electricidad en la vivienda[19]. Entonces, con las suma de las respuestas sobre la posesión de baños con regadera, boiler y auto, y si la

[18] Osburn, 2000.

[19] Alfa=0.6578.

vivienda tenía o no hacinamiento se creó el índice sobre el nivel socioeconómico con tres categorías: bajo, medio y alto.
Otro factor que será considerado en este trabajo se refiere a la experiencia de los adolescentes varones de haber embarazado a una mujer. Para la construcción del indicador denominado *alguna vez embarazó a alguien* se utilizaron las siguientes cinco preguntas:

1) ¿Has embarazado a una mujer alguna vez y terminó en una pérdida de embarazo; es decir en aborto?
2) ¿Has tenido hijos o hijas que hayan nacido vivos?
3) ¿Has tenido alguna hija o algún hijo que nació vivo y después murió, aunque sólo haya vivido poco tiempo?
4) ¿Has tenido alguna hija o hijo que haya nacido muerto?
5) ¿Actualmente tu pareja está embarazada?

Las opciones de respuesta a las cinco preguntas son: Sí, no, no sé. La construcción del indicador se efectuó considerando para la categoría "sí" al menos una respuesta positiva en alguna de las cinco preguntas.

Otro de los factores propuestos por Aral y Gorbach (2002), inserto en la esfera de la pareja es si el adolescente varón y su pareja tomaron la decisión para usar el método. La construcción del indicador se efectuó agrupando las respuestas como: sí (valor 1) cuando señalaron que ambos tomaron la decisión de usar el método y no (valor 0) cuando no tomaron la decisión juntos o no usaron ningún método anticonceptivo en esa relación sexual.

Un factor más inserto en la esfera de la pareja es si el adolescente varón y su pareja consiguieron juntos el método. La construcción del indicador se efectuó agrupando las respuestas como: sí (valor 1) cuando señalaron que ambos consiguieron juntos el método y no (valor 0) cuando no lo consiguieron juntos o no usaron ningún método anticonceptivo en esa relación sexual.

Otro de los factores propuestos por Aral y Gorbach (2002), inserto en la esfera del entorno social, se refieren a la normatividad vigente. En este caso se construyó un indicador de *normatividad sobre la realización del aborto* tomando en cuenta la opinión que los estudiantes expresaban sobre las siguientes tres preguntas:

1) Si una mujer que ha sido violada se embaraza ¿estarías de acuerdo en que se realice un aborto provocado?
2) Si la vida de la madre corre peligro a causa del embarazo ¿estarías de acuerdo en que se realice un aborto provocado?
3) Si una mujer que tiene SIDA quisiera provocarse un aborto ¿estarías de acuerdo?
4) ¿Estarías de acuerdo en que se realice un aborto cuando no se tiene los recursos económicos para mantener un hijo?
5) Estarías de acuerdo en que se realice un aborto cuando la mujer aún no se siente responsable o madura para tener un hijo?

Las opciones de respuesta a las cinco preguntas eran: Sí o no. A partir de las respuestas dadas a cada pregunta se construyó un índice aditivo con dos categorías de respuesta: tradicional y moderno. La categoría tradicional quedó conformada cuando los estudiantes que contestaban no estar de acuerdo en ninguna, con una o con dos de las cinco preguntas efectuadas. Y la categoría moderna se formó con el estar de acuerdo en tres, cuatro o cinco preguntas.

Otro indicador sobre la normatividad tomado en consideración en la esfera del entorno social se refiere a *la virginidad de la mujer,* el cual se conformó tomando en cuenta la siguiente pregunta: ¿La mujer debe llegar virgen al matrimonio, es decir sin experiencia sexual? En esta pregunta las categorías de respuesta eran: Sí o no. A partir de estas respuestas se recodificó la variable en: tradicional y moderna. Para categoría tradicional se tomó en cuenta la respuesta "sí", por lo que la categoría moderna considera la respuesta negativa dada por los estudiantes a esta pregunta.

Un factor adicional, inserto en la esfera del entorno social se refiere a la presencia de familiares en el hogar. En este caso se tomó en cuenta la *presencia de ambos padres en el hogar* y se construyó a partir de la pregunta efectuada a los estudiantes sobre la composición del hogar. En la respuesta a esta pregunta los estudiantes tenían que señalar todas las opciones que incluían a los integrantes de su casa, las cuales estaban referidas en relación con el parentesco con el alumno como: 1)Padre, 2)Madre, 3)Hermano(s), 4)Hermana(s), 5)Abuelo(s), etc. Entonces, para la conformación del indicador se crearon tres categorías de respuesta: Ni padre ni madre, sólo padre o sólo madre, padre y madre.

En cuanto a la pregunta sobre si los estudiantes profesaban alguna religión, *ésta* se usó como una variable *proxy* de las normas sociales y estructura organizacional dentro de la esfera del entorno social.

V.3 Análisis estadístico

En este trabajo se efectuó un análisis estadístico univariado, bivariado y multivariado en los temas de educación sexual y uso del condón en la última relación sexual en estudiantes varones adolescentes. A continuación se describen las generalidades del análisis efectuado.

V.3.1 Análisis estadístico univariado

El análisis estadístico efectuado en este trabajo parte de la descripción univariada de las principales características demográficas y socioeconómicas de los estudiantes varones de 13 a 19 años de edad, y se centra en particular en dos grupos: 1) En la totalidad de los estudiantes varones; y 2) Los estudiantes con inicio sexual[20]. Posteriormente, se efectuó un análisis sobre el tema de educación sexual en los dos grupos descritos en relación con la información que han recibido en la escuela y fuera de la escuela, y sobre sus conocimientos sobre el riesgo de embarazo y la forma de prevención de las ITS.

[20] Se entenderá como población con inicio sexual a aquel conjunto de personas que han tenido al menos una relación sexual coital (pene – vagina).

En relación son el uso de condón en la última relación sexual, el análisis comienza con la descripción univariada de las principales características demográficas y socioeconómicas de los estudiantes varones de 13 a 19 años de edad que han tenido alguna experiencia sexual, y se centra en cinco grupos: 1) Todos los estudiantes varones; 2) Los varones que no han tenido ninguna relación sexual; 3) Los que han tenido al menos una relación sexual; 4) Los que han tenido más de una relación sexual; 5) Los que han tenido más de una relación sexual tres meses antes de la encuesta. A estos últimos se les considera como sexualmente activos.

Posteriormente, se efectuó un análisis univariado centrado en los estudiantes varones adolescentes que utilizaron el condón en la última relación sexual, mediante la descripción de las principales características sociodemográficas de dos grupos: 1) Todos los adolescentes varones que usaron condón en su última relación sexual; y 2) aquellos que lo usaron tres meses antes de la encuesta.

V.3.2 Análisis estadístico bivariado y multivariado

Para la realización del análisis bivariado y multivariado se utilizó el modelo de regresión logística, descrito a continuación.

Modelo de regresión logística

De acuerdo con Hosmer y Lemeshow (1989), los modelos de regresión se han convertido en un componente integral de cualquier análisis de datos cuyo objetivo sea describir la relación entre la variable respuesta y una o más variables explicativas. Señalan que en la década de los ochentas los modelos de regresión logística se convirtieron, en numerosos campos, en el método estándar del análisis de la situación.

Estos autores subrayan que es importante entender que el objetivo de un análisis utilizando este método es el mismo que el de la construcción de cualquier método estadístico: encontrar el modelo que tenga el mejor ajuste y que sea lo más parsimonioso y razonable para describir la relación entre la variable respuesta (o dependiente) y un conjunto de variables independientes (predictoras o explicatorias).

Argumentan que lo que distingue a los modelos de regresión logística de los modelos de regresión lineal es que la variable respuesta en la regresión logística es binaria o dicotómica. Otra diferencia entre ambos modelos se ve reflejado en la forma de selección del modelo paramétrico y sus supuestos. Tomando esto en consideración, los métodos empleados en la regresión logística siguen los mismos principios básicos usados en la regresión múltiple. De esta forma, la primera diferencia se refiere a la naturaleza de la relación entre las variables dependiente e independiente. Esta cantidad es llamada *media condicional* y será expresada como "$E(Y \mid x)$" donde "Y" denota la variable resultado y "x" denota el valor de la variable independiente.

Explican que en la regresión lineal se asume que esta media puede ser expresada como una ecuación lineal en "x" (o alguna transformación de x o Y), tal que:

$$E(Y \mid x) = \beta_0 + \beta_1 x$$

Esta expresión implica que es posible que $E(Y \mid x)$ tome cualquier valor tal y como x esté en el rango de $-\infty$ y $+\infty$.

El cambio en $E(Y \mid x)$ por unidad de cambio en x, se vuelve progresivamente menor tanto como la media condicional se acerca a cero o a uno.

Argumentan que numerosas funciones de distribución han sido propuestas para el análisis de variables de respuesta dicotómicas, y que Cox (1970) discutió algunas de estas. Para ellos, existen dos principales razones para escoger la distribución logística:

1) Desde el punto de vista matemático, es una función extremadamente flexible y fácil de usar.
2) Permite una interpretación de significación biológica.

Con objeto de simplificar la notación, usan $\pi(x) = E(Y \mid x)$ para representar la media condicional de Y dado x donde es utilizada la distribución logística. La forma específica del modelo de regresión logístico utilizado es:

$$\pi(x) = \frac{e^{\beta_0 + \beta_1 x}}{1 + e^{\beta_0 + \beta_1 x}} \qquad \ldots\ldots\ldots\ldots (1)$$

Una transformación de $\pi(x)$ que es central en la regresión logística es la transformación logit, la cual es definida en:

$$g(x) = \ln \left[\frac{\pi(x)}{1 - \pi(x)} \right] = \beta_0 + \beta_1 x$$

Para Hosmer y Lemeshow (1989), la importancia de esta transformación es que $g(x)$ tiene muchas de las propiedades deseables de un modelo de regresión lineal.

La segunda diferencia importante entre los modelos de regresión lineal y logística se refiere a la distribución condicional de la variable resultado. En el modelo de regresión lineal se asume que una observación de la variable respuesta puede ser expresada como:

$$Y = E(Y \mid x) + \epsilon$$

La cantidad ϵ denominada el *error* expresa la desviación de una observación de la media condicional. El supuesto más común es asumir que ϵ sigue una distribución normal con media cero y una varianza que es constante a través de los niveles de la variable independiente. La distribución condicional de la variable dependiente es una normal con media $E(Y \mid x)$, y varianza constante. Este no es el caso de la variable resultado dicotómica. En esta situación se expresa el valor de la variable dependiente como:

$$y = \pi(x) + \epsilon$$

Donde ϵ puede asumir dos valores posibles. Si y = 1 entonces $\epsilon = 1 - \pi(x)$ con probabilidad $\pi(x)$, y si y = 0 entonces $\epsilon = - \pi(x)$ con probabilidad $1 - \pi(x)$. Entonces ϵ tiene una distribución con media cero y varianza igual a $\pi(x)[1 - \pi(x)]$. Es decir, la distribución condicional de la variable dependiente sigue una distribución binomial con una probabilidad dad por la media condicional $\pi(x)$.

Ajuste del modelo de regresión logística bivariado

Siguiendo con la comparación entre la regresión logística lineal y logística, Hosmer y Lemeshow (1989) señalan que en la regresión lineal el método más usado para estimar los parámetros desconocidos es el de los mínimos cuadrados. Este método es la base para la estimación del modelo de regresión logística y se denomina máxima verosimilitud. De forma muy general, explican que este método estima los parámetros desconocidos de tal forma que maximizan la probabilidad de obtener el conjunto de datos observados. Para aplicar este método, señalan que primero se debe construir la función de máxima verosimilitud, la cual expresa la probabilidad de los datos observados como una función de parámetros desconocidos. Los estimadores de máxima verosimilitud de estos parámetros son escogidos para ser aquellos valores que maximizan esta función. Entonces, los estimadores resultantes son aquellos que están más cercanos a los datos observados.

En términos estadísticos, si Y es codificado como cero o uno, entonces la expresión para $\pi(x)$ dada en la ecuación (1) provee (para cualquier valor arbitrario de $\beta' = (\beta_0, \beta_1)$, el vector de parámetros) la probabilidad condicional de que Y sea igual a 1 dado x. Esto se denotará como $P(Y = 1 \mid x)$.

Entonces, $1 - \pi(x)$ es la probabilidad condicional de que Y sea igual a cero dado x, $P(Y = 0 \mid x)$. De ahí, que para el par (x_i, y_i), donde $y_i = 1$ la contribución de la función de verosimilitud es $\pi(x_i)$, y para aquel par donde $y_i = 0$ la contribución de la función de verosimilitud es $1 - \pi(x_i)$, donde la cantidad $\pi(x_i)$ denota el valor de $\pi(x)$ calculado como x_i. Una manera conveniente de expresar la contribución de la función de verosimilitud para el par (x_i, y_i) es:

$$\zeta(x_i) = \pi(x_i)^{y_i} \; [1 - \pi(x_i)]^{1-y_i} \quad \text{..............................(2)}$$

Como se asume que las observaciones son independientes, la función de verosimilitud es obtenida por el producto de los términos dados en la expresión (2) de la siguiente forma:

$$l(\beta) = \prod_{i=1}^{n} \zeta(x_i) \quad \text{.....................................(3)}$$

El principio de máxima verosimilitud se manifiesta cuando se usa como el estimador β el valor en el cual se maximiza la expresión en la ecuación (3). Es más fácil matemáticamente trabajar con la ecuación (3) aplicándole el logaritmo:

$$L(\beta) = \ln[l(\beta)] = \sum_{i=1}^{n} \{y_i \ln[\pi(x_i)] + (1 - y_i)\ln[1 - \pi(x_i)]\} \quad \text{...........(4)}$$

Para encontrar el valor de β que maximice $L(\beta)$ se diferencia $L(\beta)$ con respecto a β_0 y β_1 e igualando la expresión a cero. Estas ecuaciones quedan como sigue:

$$\sum_{i=1}^{n} [y_i - \pi(x_i)] = 0 \quad \text{....................................(5)}$$

$$\sum_{i=1}^{n} x_i [y_i - \pi(x_i)] = 0 \quad \text{....................................(6)}$$

Las expresiones (5) y (6) se denominan ecuaciones de verosimilitud.

Hosmer y Lemeshow (1989) argumentan que en la regresión lineal las ecuaciones de verosimilitud son lineales en los parámetros desconocidos y entonces se pueden resolver fácilmente. En cambio, en la regresión logística las ecuaciones (5) y (6) no son lineales en β_0 y β_1, por lo tanto requiere de métodos especiales para su solución. Estos métodos son de naturaleza iterativa y deben ser programados en un software computacional disponible para regresión logística.

El valor de β dado por la solución a las ecuaciones (5) y (6) es llamado estimador de máxima verosimilitud y se denota como $\hat{\beta}$. El símbolo ^ denotará el estimador de máxima verosimilitud de determinada cantidad. Por ejemplo $\hat{\pi}(x)$ es el estimador de máxima verosimilitud de $\pi(x)$. Esta cantidad provee un estimador de probabilidad condicional tal que Y sea igual a uno, dado que x es igual a x_i, de esta forma éste representa el valor ajustado o predicho para el modelo de regresión logística. Para estos autores una consecuencia interesante de la ecuación (5) es que:

$$\sum_{i=1}^{n} y_i = \sum_{i=1}^{n} \hat{\pi}(x_i)$$

Es decir, la suma de los valores observados de y es igual a la suma de los valores predichos (esperados).

Significancia de los coeficientes en la regresión bivariada

Después de estimar los coeficientes, Hosmer y Lemeshow (1989) señalan que, la primera observación que debe hacerse al modelo ajustado es ver la significancia de las variables en el mismo. Esto generalmente incluye formulación y pruebas de hipótesis estadísticas para determinar si las variables independientes en el modelo son "significativas" con relación a la variable dependiente.

Un camino para probar la significancia de los coeficientes de una variable en cualquier modelo, remite a los autores a la siguiente pregunta: ¿El modelo que incluye la variable en cuestión nos dice más sobre la variable respuesta que un modelo que no incluya a esa variable? Esta pregunta se contesta comparando los valores observados de la variable respuesta en cada modelo: el primero con la variable y el segundo sin la variable en cuestión. La función matemática utilizada para comparar los valores observados y predichos depende del problema particular.

Enfatizan que en la regresión lineal, la valoración de la significancia del coeficiente de la pendiente se estima mediante el análisis de varianza, donde se particiona la suma total de las desviaciones de las observaciones al cuadrado con respecto a su media en dos partes:

1) La suma de las desviaciones de las observaciones al cuadrado con respecto a la línea de la regresión SSE (o suma al cuadrado de los residuales) y,
2) La suma al cuadrado de los valores predichos, basados en el modelo de regresión con respecto a la variable dependiente SSR (suma al cuadrado de los regresores).

La comparación de los valores observados y predichos se basa en la distancia al cuadrado entre los dos. Si y_i denota el valor observado y $\hat{y}_i$ denota el valor predicho para el i-ésimo individuo en el modelo, entonces el valor estadístico usado para evaluar la comparación es:

$$SSE = \sum_{i=1}^{n} (y_i - \hat{y}_i)^2$$

En un modelo que no contenga la variable independiente en cuestión, el único parámetro es β_0, y $\hat{\beta}_0 = \bar{y}$, la media de la variable respuesta. En este caso, $\hat{y}_i = \bar{y}$ y SSE es igual a la varianza total. Cuando se incluye la variable independiente en el modelo, cualquier decrecimiento en SSE se deberá al hecho que el coeficiente de la pendiente para la variable independiente no es cero. El cambio en el valor de SSE se debe a la fuente de variabilidad de la regresión, denotada por SSR. Entonces,

$$\text{SSR} = \left[\sum_{i=1}^{n} (y_i - \check{y}_i)^2 \right] - \left[\sum_{i=1}^{n} (y_i - \hat{y}_i)^2 \right]$$

En la regresión lineal, el principal interés es el tamaño de SSR. Hosmer y Lemeshow señalan que un valor grande sugiere que la variable independiente es importante, mientras que un valor pequeño en la misma no ayuda a predecir la respuesta.

Los autores señalan que este mismo principio es el que guía a la regresión logística: comparar los valores observados de la variable respuesta con los valores predichos obtenidos de los modelos con y sin la variable en cuestión. Aquí la comparación de los valores se basa en la función de verosimilitud definida en la ecuación (4). Para entender más esta comparación, dicen que es conceptualmente útil si se piensa en un valor observado de la variable respuesta como el mismo del valor predicho en el modelo saturado. El modelo saturado es aquel que contiene todos los parámetros como puntos de datos.

La comparación de los valores observados a los predichos utilizando la función de verosimilitud está basada en la siguiente expresión:

$$D = -2 \ln \left[\frac{\text{(verosimilitud en el modelo actual)}}{\text{(verosimilitud en el modelo saturado)}} \right] \quad \ldots..(7)$$

La cantidad dentro del paréntesis es denominada razón de verosimilitud. Para Hosmer y Lemeshow, el motivo para utilizar menos dos veces el logaritmo es matemática, y es necesaria para obtener una cantidad cuya distribución sea conocida y entonces puede ser usada con propósitos de probar hipótesis. Tal prueba es denominada prueba de razón de verosimilitud. Usando la ecuación (4) en la (7) se obtiene que:

$$D = -2\sum_{i=1}^{n}\left[y_i \ln\left(\frac{\hat{\pi}_i}{y_i}\right) + (1-y_i)\ln\left(\frac{1-\hat{\pi}_i}{1-y_i}\right)\right] \quad \text{................(8)}$$

donde $\hat{\pi}_i = \hat{\pi}(x_i)$.

La estadística D en la ecuación (8) es llamada devianza y juega un papel central en algunos acercamientos a la bondad de ajuste. La devianza para la regresión logística juega el mismo papel como la suma al cuadrado de los residuos juega en la regresión lineal.

Con propósitos de apreciar la significancia de la variable independiente, los autores comparan el valor de D con y sin la variable independiente en la ecuación. El cambio de D debido a la inclusión de la variable independiente en el modelo se obtiene de la siguiente manera:

$G = D$ (del modelo sin la variable) - D (del modelo con la variable)

La estadística juega el mismo papel en la regresión logística como lo hace el numerador de la prueba parcial F en la regresión lineal. Debido a que la verosimilitud del modelo saturado es común en ambos valores de D, G puede ser expresada como:

$$G = -2\ln\left[\frac{\text{(verosimilitud sin la variable)}}{\text{(verosimilitud con la variable)}}\right] \quad \text{.......(9)}$$

Para un caso específico de una sola variable es fácil mostrar que cuando la variable no está en el modelo, la máxima verosimilitud estimada por β_0 es $\ln(n_1/n_0)$ donde $n_1 = \sum y_i$ y $n_0 = \sum (1-y_i)$ y el valor predicho es constante n_1/n. En este caso el valor de G es el siguiente:

$$G = 2\left\{ \sum [y_i \ln(\hat{\pi}_i) + (1 - y_i)\ln(1 - \hat{\pi}_i)] - [n_1 \ln(n_1) + n_0 \ln(n_0) - n \ln(n)] \right\} \quad \ldots(10)$$

Bajo la hipótesis de que β_1 es igual a cero, la estadística G se asemeja a una distribución de Ji-Cuadrada con un grado de libertad. Otros supuestos matemáticos son necesarios, pero cuando se tiene un tamaño suficientemente grande de casos no hay restricciones.

El modelo de regresión logístico multivariado

Para el desarrollo de esta teoría Hosmer y Lemeshow (1989) parten del hecho de considerar un conjunto de p variables independientes las cuales se denotan por el vector $x' = (x_1, x_2, \ldots, x_p)$. Asumiendo que cada una de estas variables está al menos en escala de intervalo, la probabilidad condicional la denotan como $P(Y = 1 \mid x) = \pi(x)$. Entonces el logit del modelo de regresión logística múltiple está dado por la ecuación:

$$g(x) = \beta_0 + \beta_1 x_1 + \beta_2 x_2 + \ldots + \beta_p x_p \quad \ldots\ldots\ldots\ldots\ldots\ldots(11)$$

en donde

$$\pi(x) = \frac{e^{g(x)}}{1 + e^{g(x)}} \quad \ldots\ldots\ldots\ldots\ldots\ldots\ldots\ldots\ldots(12)$$

Señalan los autores que si algunas de las variables independientes son nominales, es inapropiado incluirlas en el modelo como si estas fueran de intervalo. En este caso, el método de selección consiste en usar un conjunto de variables dicotómicas (dummies).

En general, las variables nominales tienen k posibles valores, entonces son necesarias k -1 variables dummies. Suponiendo que la j-ésima variable independiente, x_j tiene k_j niveles. La variable nominal $k_j - 1$ será denotada como D_{ju}, y los coeficientes para esta variable nominal serán denotados como β_{ju}, con u=1, 2,..., k_j – 1. Entonces el logit para un modelo con p variables y la j-ésima variable discreta será:

$$g(x) = \beta_0 + \beta_1 x_1 + \ldots + \sum_{u=1}^{kj-1} \beta_{ju} D_{ju} + \beta_p x_p$$

Ajuste del modelo de regresión logística múltiple

Los autores asumen que ahora se tiene una muestra de n observaciones independientes del par (x_i, y_i) con i = 1, 2 ,..., n, y señalan que el método de estimación usado en el caso multivariado es el mismo que en el bivariado, la máxima verosimilitud. La función de verosimilitud es similar a la dada en la ecuación (3), con el único cambio de que $\pi(x)$ ahora está definida por la ecuación (12). Puntualizan que ahora habrá p+1 ecuaciones de verosimilitud, las cuales son obtenidas diferenciando el logaritmo de la función de verosimilitud con respecto a p+1 coeficientes. Las ecuaciones de verosimilitud resultantes las expresan de la siguiente forma:

$$\sum_{i=1}^{n} [y_i - \pi(x_i)] = 0$$

$$\sum_{i=1}^{n} x_{ij} [y_i - \pi(x_i)] = 0 \qquad \text{para } j = 1, 2, \ldots, p.$$

Hosmer y Lemeshow (1989) enfatizan que como en el modelo bivariado, la solución a las ecuaciones de verosimilitud requiere un software de cómputo especial para ese propósito. Si $\hat{\beta}$ denota la solución a estas ecuaciones, entonces el valor ajustado para el modelo de regresión múltiple es $\hat{\pi}(x_i)$ donde el valor de la expresión en la ecuación (12) calculada usando $\hat{\beta}$ y x_i.

Significancia de los coeficientes en el modelo multivariado

Los autores explican que la prueba de la razón de verosimilitud para ver la significancia de los p coeficientes de las variables independientes en el modelo es efectuado de la misma manera que en el caso bivariado. La prueba está basada en la estadística G dada en las ecuaciones (9) y (10). La única diferencia es que los valores ajustados, $\hat{\pi}$, en el modelo están basados en un vector que contiene $p+1$ parámetros, $\hat{\beta}$. Bajo la hipótesis nula los coeficientes de la pendiente p para las covariables en el modelo son igual a cero, entonces la distribución de G será una Ji-Cuadrada con p grados de libertad.

Aplicación del modelo de regresión logística bivariado y multivariado a la educación sexual

Tomando en consideración la teoría estadística expuesta por Hosmer y Lemeshow para efectuar la regresión logística en el tema de la educación sexual, se utilizó como variable dependiente el *buen conocimiento sobre el uso del condón, y* se efectuó un análisis bivariado entre éste y características seleccionadas en el grupo de todos los estudiantes y aquellos con inicio sexual. Como paso previo, se calculó la matriz de correlación entre variables independientes, excluyendo del análisis algunas de las variables cuyo coeficiente de correlación fue mayor o igual a 0.65 cuando se hizo la comparación entre los pares de variables. También se efectuaron las pruebas de la Ji-cuadrada de Pearson y la prueba de Phi para variables nominales, para ver asociación entre *buen conocimiento sobre el uso del condón* y características seleccionadas. Aquellas variables que fueron significativas en el análisis bivariado en alguno de los dos grupos, se incluyeron en el cálculo de las razones de momios bivariadas en los dos grupos.

Posteriormente se efectuó un análisis de regresión logística multivariado incluyendo todas aquellas variables que tuvieron razones de momios significativas en el análisis bivariado en alguno de los dos grupos.

Aplicación del modelo de regresión logística bivariado y multivariado al uso del condón en la última relación sexual

Utilizando el modelo ecológico modificado propuesto por Aral y Gorbach (2002)[21], se analizaron los factores que determinan que los estudiantes usen o no el condón en la última relación sexual en las siguientes esferas: individual, de la pareja y del entorno social. Para ello, se efectuaron dos análisis bivariados utilizando como variables dependientes a los estudiantes que usaron o no el condón en la última relación sexual, y también a aquellos que lo usaron o no tres meses antes de la encuesta. Como paso previo, se calculó la matriz de correlación entre variables independientes, excluyendo del análisis algunas de las variables cuyo coeficiente de correlación fue mayor o igual a 0.65 cuando se hizo la comparación entre los pares de variables. Asimismo, se efectuaron las pruebas de la Ji-cuadrada de Pearson y la prueba de Phi para variables nominales, para ver asociación entre *uso del condón en la última relación sexual* y los factores de cada una de las esferas propuestas. Para los análisis de regresión logística bivariados y multivariados se tomaron en cuenta todas las variables consideradas en cada esfera de acuerdo con el marco conceptual propuesto para la realización de este trabajo.

Una vez efectuados el análisis estadístico en cada esfera, se hizo otro modelo de regresión logística múltiple tomando en consideración de forma conjunta cada una de las variables consideradas en cada esfera, mediante el cálculo de las razones de momios.

Para la realización del análisis estadístico se utilizaron los paquete SPSS (Statistical Programme on Social Sciences) v. 20, y STATA Intercooled v. 12. El primero se utilizó para calcular las pruebas de la Ji-Cuadrada de Pearson y la prueba Phi para variables nominales, y las matrices de correlaciones entre variables independientes. El segundo se utilizó para calcular las razones de momios bivariadas y multivariadas mediante el uso del modelo de regresión logística. Este último programa de cómputo

[21] Para mayor información ver capítulo del Marco Conceptual.

permite incluir al ponderador sin expandir en el cálculo de los distintos modelos estadísticos.

V.4 Limitaciones metodológicas

Una de las principales limitaciones en este trabajo en que la población objeto de estudio se restringe a estudiantes de cinco entidades federativas del país. Esto limita la validez externa del estudio, en el sentido en que no podemos extrapolar los resultados aquí obtenidos a los adolescentes que no son estudiantes, que en un momento dado pueden ser que están en peores condiciones socioeconómicas y de salud. Por limitaciones logísticas, la investigación efectuada por el CRIM/UNAM debió restringirse a estudiantes, y las conclusiones del mismo se restringen a esta población. No obstante, la información aquí analizada es relevante ya que hay escaso o nulo conocimiento en algunas de las entidades federativas consideradas de los temas aquí tratados.

Otra limitación es que se trata de un análisis secundario de un proyecto que tenía otros objetivos de investigación, por lo que su diseño no fue delimitado para captar información específica para el presente análisis. Por este motivo, no se pudo aplicar la teoría de la interacción sexual propuesta por Rademakers y colaboradores (1992). De igual forma, tampoco se pudo aplicar enteramente el esquema propuesto por Aral y Gorbach (2002) en su teoría sobre el modelo ecológico modificado, ya que no se cuenta con toda la información que estos autores sugieren utilizar en cada una de las esferas.

Por lo anterior, se tuvieron que construir algunas variables como *proxy* de lo que se pretendía medir, tal fue el caso en la aplicación del modelo ecológico de las preguntas efectuadas a los estudiantes sobre *estudia y trabaja* (al mismo tiempo), las cuales se tuvieron que tomar en consideración para denotar la *"auto-suficiencia"* que el estudiante puede tener en su vida.

Una limitación más de este trabajo en relación con el análisis estadístico se refiere a que se trata de un estudio transversal, por lo cual no se puede inferir causalidad entre las variables independientes y la variable dependiente.

Podría argüirse que los estudiantes con menores conocimientos sobre salud reproductiva, o quienes tienen más prácticas sexuales de riesgo podrían negarse a participar en el estudio, sesgando nuestros estimadores de asociación entre los conocimientos y prácticas de sexualidad y salud reproductiva; no obstante, la tasa de no respuesta en este estudio fue muy baja, por lo que el riesgo de sesgo es menor.

A pesar de las limitaciones señaladas, se piensa que este trabajo es de utilidad para conocer con mayor detalle cómo la educación sexual escolarizada influye en el conocimiento que los estudiantes tienen sobre el uso del condón, y cómo este último junto con las propias características sociodemográficas de los varones adolescentes influyen en el uso del condón en la última relación sexual.

SEGUNDA PARTE

VI. RESULTADOS

Este capítulo presenta los resultados obtenidos en este trabajo y se divide en dos partes. La primera trata sobre el tema de la educación sexual recibida por los adolescentes varones dentro y fuera de la escuela, y la segunda, sobre el uso del condón en la última relación sexual en los estudiantes varones iniciados sexualmente.

VI.1 Educación sexual

Los resultados aquí presentados provienen del análisis de los resultados de la "*Encuesta de Salud Reproductiva de los Estudiantes de Educación Secundaria y Media Superior*" llevada a cabo el periodo 2002-2003 por el CRIM/UNAM en escuelas públicas de cinco entidades federativas con alta o muy alta marginación y rezagos demográficos: Chiapas, Guanajuato, Guerrero, Puebla y San Luis Potosí[22]. La muestra total fue de 7,484 estudiantes varones de 13 a 19 años de edad que cursaban de segundo de secundaria a tercer año de bachillerato. El diseño muestral de esta encuesta fue representativo, por lo que los resultados obtenidos son extrapolables a todas las escuelas públicas de las cinco entidades federativas consideradas.

A manera de contextualización, en primer lugar se describen los principales antecedentes de la educación sexual escolarizada en México; posteriormente se muestra el perfil demográfico y socioeconómico de la población objeto de estudio, y luego se aborda el tema de la educación sexual recibida por los varones adolescentes dentro y fuera de la escuela, efectuando una evaluación de sus conocimientos.

[22] La clasificación de las entidades federativas de acuerdo con su índice de marginación, la llevó a cabo CONAPO tomando en consideración las características demográficas sociales y económicas de cada estado. Para mayor información ver CONAPO (2001).

VI.1.1 Antecedentes de la educación sexual escolarizada

La educación sexual escolarizada no es nueva en México; Narciso Bassols, siendo Secretario de Educación Pública (1931-1934) presentó la iniciativa de un subprograma de educación sexual para que fuera discutido e incluido más tarde en la educación formal (Matsuí y cols., 2001; García, 1992). Este proyecto de educación sexual integral para las escuelas primarias, instrumentado en tiempos del General Calles, formó parte de los ideales revolucionarios y de la construcción de un nuevo país, y colocaba a México en una posición de vanguardia mundial (Rodríguez, s/f). No obstante, esta propuesta provocó el rechazo de la sociedad y el proyecto fue derrocado por grupos conservadores tales como la Unión de Padres de Familia (UPF)[23] (Matsuí y cols., 2001; García, 1992; Rodríguez, s/f). Fue hasta finales de los sesentas cuando debido a una necesidad imperante de cambiar los patrones de fecundidad, se propició el establecimiento de acciones de educación sexual formal a nivel nacional (Rodríguez, 1991). La Ley General de Población de 1973, estableció que los sistemas educativos debían ser retomados como medios para influir en la dinámica demográfica (Aguilar, 1993), y en un primer momento, se impuso la posición gubernamental fundada en principios biologicistas y neomalthusianos dictados por organismos internacionales (García-Alcaraz, 2001), los cuales se vieron reflejados en los contenidos curriculares escolares.

Cabe destacar que la decisión de introducir la educación en población en la educación básica, surgió paralelamente a la reestructuración de los programas de estudio de la Secretaría de Educación Pública (SEP). El

---

[23] La cual fue fundada en 1917, es un organismo ligado a las escuelas particulares y a los sectores sociales más conservadores. Sus luchas históricas se han dado en torno a la defensa de la enseñanza de la religión en las escuelas y en contra de toda reforma educativa que atente contra lo que ellos consideran sus principios morales y religiosos. La UPF ha sido especialmente activa contra: a) El Artículo Tercero Constitucional, b) El primer intento de educación sexual en los años treinta, c) Los libros de texto únicos y obligatorios de finales de los sesenta, y d) Los temas sobre educación sexual incluidos en los libros de texto de la reforma educativa de los setentas (García-Alcaraz, 2001).

Consejo Nacional de Población (CONAPO)[24] tradujo sus propósitos y metas, en el marco de la reforma educativa, en temas demográficos y de educación sexual; esto posibilitó en gran medida que en 1974 por primera vez, se incorporara en el currículo de la enseñanza primaria, contenidos como la pubertad, la anatomía y fisiología de la reproducción humana, y otros referentes a la sexualidad, la paternidad responsable, el embarazo y parto, los métodos anticonceptivos y las enfermedades de transmisión sexual; todos ellos acentuando las referencias a la pareja heterosexual y al espacio familiar como los lugares sociales, aceptados y normalizados para las prácticas sexuales. Junto con otros contenidos reformulados y acordes a los lineamientos de la política demográfica, éstos fueron articulados a otras temáticas en los libros de texto gratuitos de ciencias naturales (Aguilar, 1993; Camarena, 1991; García-Alcaraz, 2001; Rodríguez, 2014 y s/f).

Al insertar la educación en materia de población y de sexualidad en la educación básica se impuso su obligatoriedad, y se priorizó su enseñanza a nivel primaria, debido a su carácter masivo[25] y a la existencia de textos únicos que garantizaban contenidos comunes, además de ser ampliamente difundido a lo largo y ancho del país (García-Alcaraz, 2001).

El modelo de educación sexual instaurado en México en los setentas se conformó con base en las tradiciones culturales mexicanas acerca de la familia, de los roles de género y de acuerdo con ciertos silencios sobre temas de sexualidad. La educación sexual fue el producto de un conjunto de fuerzas sociales que justificaban su posición bien fuera en la objetividad de los saberes científicos o en las tradiciones. Hubo movimientos sociales que pugnaron por *"la moral y las buenas costumbres"* y otras fuerzas que desde las filas *"progresistas"* salieron a la defensa de un modelo básicamente informativo y centrado en la descripción biológica (García-Alcaraz, 2001).

[24] Órgano regulador de la política demográfica en México.

[25] A pesar de la obligatoriedad de la educación primaria en 1970, el promedio de escolaridad de la población mexicana de 15 años y más de edad era de 3.4 años (DGE, 1972).

En 1978 se hicieron algunas modificaciones con la introducción de una nueva temática "*Educación para la salud*", la cual buscaba mejorar el nivel de vida de los escolares, aunque no se diseñó un libro de texto; la unidad de trabajo que de manera más directa trataba los contenidos de sexualidad era la de "*Crecimiento y desarrollo*", incluida en la materia de ciencias naturales en los seis grados de educación primaria (García-Alcaraz, 2001).

Como consecuencia de los movimientos sociales a favor y en contra de la educación sexual escolarizada, los contenidos programáticos de los seis grados de primaria fueron de carácter eminentemente informativo y buscaban proporcionar únicamente información fisiológica a los alumnos acerca de la sexualidad. De hecho en el área de educación para la salud, en donde los maestros deberían trabajar aspectos valorativos, éticos y de relaciones humanas con respecto a la sexualidad, hubo un escaso abordaje de la educación sexual debido, en parte, a la escasa práctica de los docentes en esta materia (Juárez y Gayet, 2005; Gayet y Valencia, 2009; Rodríguez, 2014), ya que no contaban con el apoyo de algún libro de texto, aunado a la oposición de muchos docentes de hablar de estos temas, y también porque las autoridades y maestros daban prioridad a la enseñanza del español y las matemáticas, además de la pesada carga de los programas de estudio y las actividades administrativas y extracurriculares que los maestros desarrollaban (García-Alcaraz, 2001).

Los contenidos que levantaron un debate social amplio fueron los del libro de sexto año de ciencias naturales; la UPF presionó a las autoridades de la SEP para eliminar de los textos los temas sobre el proceso de fecundación, gestación y características fisiológicas de cada sexo. La SEP no dio marcha atrás, pero sí introdujo algunas modificaciones a los textos de sexto grado a partir de 1978 agregando frases complementarias acerca del papel del padre y la madre en la sociedad, desde los roles tradicionales; asimismo, enfatizando que la institución de la familia era el único espacio posible para el ejercicio de la sexualidad (García-Alcaraz, 2001).

Fue la necesidad de ajustar los requerimientos sociales de educación sexual lo que llevó a la SEP a una modificación de los libros de texto de quinto año de primaria y a los de secundaria; si bien hubo intentos de reiniciar la polémica de movilización social impulsada por la UPF y por sectores representativos de la Iglesia Católica, la secularización del laicismo demostró la viabilidad de las reformas (Caamaño, 2001; Rodríguez, 2014).

Posteriormente, en la Reforma Educativa llevada a cabo en el período 1978-1980 únicamente se reestructuraron los programas de primaria –los de secundaria permanecieron sin cambio– centrándose en el área de salud, cuyo enfoque trascendió de lo estrictamente biológico a lo social. No obstante, tal avance fue insuficiente ya que en la evaluación de los programas de primaria y secundaria realizados en 1987-1988 se identificó la ausencia de contenidos importantes, tales como temas de género (Rodríguez, 2014), así como rezagos en el enfoque y tratamiento de algunos otros (Aguilar, 1993).

En 1990, se puso en marcha el Programa de Modernización Educativa 1989-1994 y, con ello, se reestructuraron los planes y programas de la educación básica. Uno de los avances en la institucionalización de la educación en población fue la inclusión de algunos contenidos importantes en los libros de texto y en los libros para los docentes de Ciencias Naturales de quinto y sexto grados de primaria para el periodo 1998-2000 (CONAPO, 2004). En el libro de Ciencias Naturales de quinto año se incluyeron seis lecciones con temas como la ovulación, la menstruación, la higiene, las relaciones sexuales, el amor a la pareja, la erección, la eyaculación y la circuncisión, el respeto y la comprensión, la equidad intergenérica de oportunidades, y una introducción general a la diversidad sexual. En el libro correspondiente a sexto de primaria se retomaron estos temas y se profundizó en su conocimiento, hablando más explícitamente de las relaciones sexuales, de la cultura de la prevención, la identidad, la amistad, la convivencia, la equidad y el respeto, las adicciones, y las infecciones de transmisión sexual, incluido el VIH/SIDA. En relación con esta última, se establece una crítica al material educativo ya que hay un encuadre teológico que omite explicaciones científicas y humanísticas al respecto de la sexualidad *"en uno de los contextos epidémicos más complejos"* (Hernández-Rosete y cols., 2011, p. 483). Otros autores discuten que si bien la exposición de estos nuevos contenidos estuvo encaminada a proporcionar información a los alumnos, algunos de ellos tenían un corte conservador, lo que podía generar culpa y retraimiento entre los adolescentes sexualmente activos (Juárez y Gayet, 2005; Gayet y Valencia, 2009).

Alrededor del año 2004, el libro de texto de sexto grado de primaria incluyó contenidos sobre las transformaciones corporales de niñas y niños durante la pubertad; así como temas sobre las diferencias biológicas entre hombres y mujeres, la equidad de género y la tolerancia. En la unidad de cultura preventiva, se abordaban los problemas de la adolescencia, las relaciones sexuales y el embarazo no deseado, la prevención y salud sexual de manera integral. Se puntualizaba que a pesar de que este libro ayudó a abrir el diálogo de los padres de familia con sus hijos en estos temas, la comunicación familiar sigue siendo a la fecha un reto (Rodríguez, 2014). A partir de estos cambios algunos investigadores opinaron que este avance en los libros de texto gratuitos podría marcar un cambio muy importante para la sociedad mexicana que tendría que ser evaluado en su momento (Matsuí y cols., 2001; Rodríguez, 2014).

En lo que se refiere a la educación secundaria[26], las reformas efectuadas en materia de educación sexual tuvieron como consecuencia la incorporación a partir del ciclo escolar 1999-2000 de una nueva materia denominada *Formación Cívica y Ética,* en donde se incluían contenidos sobre sexualidad y reproducción en los tres grados escolares. A diferencia de los libros de *texto gratuitos* elaborados por la SEP para las escuelas primarias, los de secundaria los elaboraron diferentes editoriales privadas, cuyos contenidos fueron aprobadas por la Secretaría siempre y cuando cumplieran con sus lineamientos en cuanto contenido y forma. Los maestros podían escoger la editorial de su predilección y los alumnos compraban los libros; para los estudiantes con escasos recursos económicos, el gobierno previó una forma de préstamo anual de libros. Con esta nueva modalidad hubo repercusiones en el abordaje de los temas variando de un enfoque tradicional a uno más moderno; de esta forma, bajo el primer enfoque se refuerza la idea de que la adolescencia es un periodo donde no se está

[26] La cual desde 1993 tuvo el carácter de obligatoriedad (Juárez y Gayet, 2005).

totalmente preparado para poder asumir con responsabilidad las consecuencias del ejercicio de la sexualidad. En cambio, aquellos autores con mayor apertura se reconoce que los adolescentes pueden tener conductas de riesgo características en esta etapa de la vida, por lo que se proporcionaba información sobre prevención de las infecciones de transmisión sexual, en especial el uso de preservativos como medida de protección (Juárez y Gayet, 2005).

Posteriormente, durante el año 2002, en el libro de texto de Geografía de segundo grado de secundaria titulado *La población de México,* se incluyeron y actualizaron los contenidos de educación en población de la editorial Santillana. Cabe señalar que este libro, luego de cumplir con los criterios y lineamientos didácticos de evaluación interna de la SEP, recibió la aprobación correspondiente para ser considerado un texto para la escuela secundaria (CONAPO, 2004).

Los programas actuales de formación cívica y ética del plan de estudios de la educación secundaria profundizan en los temas de género, con especial énfasis en la equidad de género en las relaciones entre hombres y mujeres, así como la promoción de su autonomía y el ejercicio de la libertad, analizando los estereotipos que obstaculizan la equidad y una convivencia igualitaria, menos violenta y más justa entre los sexos. De hecho, el programa oficial de segundo grado de secundaria abarca el conocimiento de los derechos sexuales, tema que escasamente es abordado en los programas educativos mundiales (Rodríguez, 2014).

En síntesis, la educación sexual escolarizada se viene impartiendo hace más de 35 años, y aunque ésta se ha centrado básicamente en la educación primaria, haciendo cambios y ampliando la información, a partir de finales de los noventa, algunas reformas también se han dado en los contenidos curriculares a nivel secundaria, mismos que han tenido recientemente un impulso con contenidos más enfocados a la equidad, igualdad y respeto a los derechos sexuales y reproductivos de los adolescentes.

VI.1.2 Características demográficas y socioeconómicas de los varones adolescentes

Los varones adolescentes analizados son 7,484 estudiantes de 13 a 19 años de edad[27], los cuales representa un poco menos de la mitad del total de estudiantes de los dos sexos entrevistados (48.3%). También se consideraron a un 20.6% del total de los adolescentes varones que declararon haberse iniciado sexualmente (Cuadro 6.1.1).

CUADRO 6.1.1

Estudiantes varones de 13 a 19 años de edad

	N	%
Población masculina total	7,484	100.0
Población masculina con inicio sexual	1,542	20.6

Las principales características demográficas y socioeconómicas de los estudiantes varones adolescentes fue que gran parte de ellos tenían de 13 a 14 o de 15 a 16 años de edad (44.2% y 40.1%, respectivamente), habían aprobado 7 años (36.0%) o de 9 a 12 años (34.5%) de educación escolarizada. Al momento de la encuesta, más de la mitad de ellos

[27] De acuerdo con criterio establecido por la UNICEF (2011) sobre las edades que involucra la adolescencia, hubiese sido deseable incluir en este análisis a estudiantes varones menores de 13 años de edad. Esto no fue posible debido a que la información captada corresponde a los alumnos del segundo de secundaria a tercero de preparatoria. Vale la pena señalar que en el inicio del proyecto se tenía programado incluir a los alumnos de primero de secundaria; sin embargo, éstos tuvieron que ser excluidos debido a que en la prueba piloto se comprobó su dificultad para contestar un cuestionario de autollenado.

estudiaba y trabajaba (56.1%), y un poco más de la mitad asistía a escuelas que estaban localizadas en áreas de 15,000 y más habitantes. En similar proporción los estudiantes habitaban en las entidades federativas de Chiapas, Guerrero y Puebla (22.7%, 22.7% 7 22.2%, respectivamente). Cerca de dos quintas partes del total de alumnos pertenecían al estrato socioeconómico bajo, y en similar proporción había varones del estrato socioeconómico medio y alto (24.0% y 25.8%, respectivamente) (Cuadro 6.1.2).

En lo que se refiere a la religión, la gran mayoría manifestó profesar la religión católica (66.3%); sin embargo, de estos varones un poco más de una quinta parte (25.7%) no asistía con regularidad a la iglesia. También destaca que el 18.5% del total señaló no profesar ninguna religión (Cuadro 6.1.2).

Las características demográficas y socioeconómicas de los estudiantes con iniciación sexual son un poco diferentes de las de todos los alumnos, ya que en su mayoría tenían de 15 a 16 o 17 a 19 años de edad (44.7% y 34.7%, respectivamente), habían aprobado de 9 a 11 años de estudio (58.1%), vivían principalmente en el estado de Chiapas (36.0%). Estos estudiantes en mayor proporción asistía a escuelas públicas urbanas (60.6%), pertenecía al estrato socioeconómico alto (31.1%) y señalaban no tener ninguna religión (21.7%) (Cuadro 6.1.2).

La descripción de los estudiantes iniciados sexualmente muestra en cierta forma un perfil asociado con *"la modernidad"* ya que son adolescentes de mayor escolaridad, urbanos, de estrato socioeconómico alto y sin arraigo a alguna creencia religiosa (Rodríguez, 2014).

CUADRO 6.1.2
Características demográficas y socioeconómicas de los estudiantes varones de 13 a 19 años de edad

Características	Todos los estudiantes	N	Con inicio sexual	N
Edad				
13-14	44.2	3,304	20.6	316
15-16	40.1	3,004	44.7	690
17-19	15.7	1,176	34.7	536
Total	100.0	7,484	100.0	1,542
Años de estudio aprobados				
7 años	36.0	2,691	19.7	304
8 años	29.5	2,213	22.1	341
9-11 años	34.5	2,580	58.1	897
Total	100.0	7,484	100.0	1,542
Estudia y trabaja				
Sólo estudia	43.9	3,283	49.3	760
Estudia y trabaja	56.1	4,201	50.7	782
Total	100.0	7,484	100.0	1,542
Entidad de residencia				
Chiapas	22.7	1,698	36.0	556
Guanajuato	18.7	1,399	12.7	195
Guerrero	22.7	1,698	21.1	325
Puebla	22.2	1,663	19.5	301
San Luis Potosí	13.7	1,026	10.7	165
Total	100.0	7,484	100.0	1,542
Lugar donde estudian				
Hasta 14,999 habs.	45.4	3,395	39.4	607
15,000 habs. y más	54.6	4,089	60.6	935
Total	100.0	7,484	100.0	1,542
Estrato socioeconómico				
Bajo	43.3	3,238	40.3	621
Medio	24.0	1,793	23.5	362
Alto	25.8	1,932	31.1	480
No especificado	6.9	521	5.1	79
Total	100.0	7,484	100.0	1,542
Religión				
Ninguna	18.5	1,388	21.7	335
Católico	66.3	4,963	63.7	983
Otra	15.2	1,133	14.6	224
Total	100.0	7,484	100.0	1,542

VI.1.3 La educación sexual recibida en la escuela y fuera de ella

De acuerdo con la definición dada por la Organización Mundial de la Salud sobre la educación sexual[28], se ha consensado que la educación sexual escolarizada es parte de la educación general y debe incorporar conocimientos bio-psico-sociales de la sexualidad como parte de la formación integral del educando, y su objetivo *es: "...lograr la identificación e integración sexual del individuo y capacitarlo para que cree sus propios valores y actitudes que le permitan realizarse y vivir su sexualidad de una manera sana y positiva, consciente y responsable dentro de su cultura, su época y su sociedad"* (Equipo Multidisciplinario del Instituto Nacional de Educación Sexual, 1976). Acorde con esta definición, en este trabajo se entenderá por educación sexual como todos aquellos conocimientos aprendidos por los estudiantes que repercuten de manera favorable en la toma de decisiones para ejercer su vida sexual de manera voluntaria, satisfactoria y libre de riesgos.

Para poder lograr que la toma de decisiones en el ejercicio de la sexualidad se haga de manera informada es necesario efectuar una evaluación de los contenidos que los estudiantes han aprendido en la escuela; a la fecha, pocas investigaciones han realizado una valoración cabal sobre los que los alumnos han asimilado en materia de educación sexual; es por este motivo que aquí se valuará el conocimiento aprendido por los adolescentes varones en este tema, y en especial se consideran tres contenidos que son de suma relevancia en la educación sexual: riesgo de embarazo, prevención de las ITS y conocimiento sobre el uso del condón.

---

[28] La cual hace referencia *"...al conjunto de actividades relacionadas con la enseñanza, la difusión y la divulgación acerca de la sexualidad humana en todas las edades del desarrollo, el aparato reproductor femenino y masculino, la orientación sexual, las relaciones sexuales, la planificación y el uso de anticonceptivos, el sexo seguro, la reproducción —y, más específicamente, la reproducción humana—, los derechos sexuales y reproductivos, los estudios de y otros aspectos de la sexualidad humana, con el objetivo de alcanzar una salud sexual y reproductiva satisfactoria"* (WHO, 2006).

VI.1.3.1 La educación sexual recibida en la escuela

Tomando en consideración que los estudiantes objeto de esta investigación cursaban en el ciclo escolar 2002-2003 de segundo de secundaria a tercero de preparatoria, a una parte considerable de ellos les tocó el Programa de Modernización Educativa de 1998 al año 2000 a nivel primaria. Es decir, los alumnos que en esta investigación cursaban de segundo de secundaria a primero de preparatoria se beneficiaron de las reformas, anteriormente descritas, que se les hicieron a los libro de texto de quinto y sexto de primaria en el periodo lectivo 1998-2000[29]. También los alumnos que al momento de la encuesta estaban cursando segundo y tercero de preparatoria fueron beneficiarios del cambio educativo que se dio a nivel secundaria[30]. Otra transformación favorable para los alumnos de segundo de secundaria fue la reforma que en el año 2002 se efectuó al libro de texto de Geografía mencionada anteriormente. De esta manera, los alumnos que al momento de la encuesta estaban cursando segundo de secundaria tuvieron un reforzamiento en ese año de lo que antes habían visto sobre educación sexual en la escuela primaria y en primero de secundaria.

Clase, curso o plática escolar sobre educación sexual

Considerando que desde 1974 la educación sexual escolarizada se viene dando desde el nivel primario, se asume que gran parte de los estudiantes en alguno de los grados escolares ya habían recibido información sobre educación sexual. Por lo que se indagó con ellos si en la escuela habían tenido alguna clase, curso o plática de educación sexual. De acuerdo con una de las hipótesis planteadas en esta investigación se esperaba encontrar que la totalidad de los varones adolescentes dijera que la habían recibido;

---

[29] Los alumnos que al momento de la entrevista cursaban segundo de secundaria, en el año lectivo 1999-2000 estudiaron quinto de primaria; los alumnos que cursaban tercero de secundaria, en el año lectivo 1998-1999 estudiaron quinto de primaria; los alumnos que cursaban primero de preparatoria, en el año lectivo 1998-1999 estudiaron sexto de primaria.

[30] Los alumnos que al momento de la entrevista cursaban segundo y tercero de preparatoria, en el año lectivo 1999-2000 estudiaron segundo y tercero de secundaria, respectivamente.

sin embargo, sólo un 78.1% de ellos contestó afirmativamente (Cuadro 6.1.3). Este resultado llama enormemente la atención y cuestiona los motivos que llevan a que uno de cada cinco estudiantes afirme no haberla tenido.

Principales Informantes sobre educación sexual escolar y temas vistos

A los estudiantes que señalaron haber recibido alguna clase, curso o plática sobre educación sexual en la escuela, se les preguntó sobre la última persona que les había dado la información. El principal informante, como era de esperarse es la figura del maestro(a) (47.9%), seguido de los médicos que asisten a las escuelas (15.0%). Con un porcentaje cercano al anterior, destacan los orientadores o psicólogos(as) (12.8%) (Cuadro 6.1.3).

También se les cuestionó si habían recibido en la última clase, curso o práctica sobre educación sexual tres contenidos que se consideran básicos en el currículo escolar: ciclo menstrual, métodos anticonceptivos e infecciones de transmisión sexual. Se obtuvo, en orden de importancia, que el tema sobre las ITS fue mencionado por cerca de tres cuartas partes de los varones (72.6%), seguido del de los métodos anticonceptivos (68.6%), y por último el del ciclo menstrual (62.2%) (Cuadro 6.1.3).

En relación con los varones con iniciación sexual, y a diferencia de lo que todos los estudiantes señalaron, éstos mencionaron en mayor proporción haber recibido información sobre educación sexual en la escuela (84.1%), y su principal fuente de información fueron también los(las) profesores(as) (45.2%); sin embargo, el segundo lugar en importancia lo ocupó los(las) orientadores(as) o psicólogos(as) (19.2%) y luego los(las) médicos(as) que asisten a las escuelas (17.1%) (Cuadro 6.1.3).

CUADRO 6.1.3

Educación sexual dada dentro de la escuela a varones de 13 a 19 años de edad

Dentro de la escuela	Todos los estudiantes	N	Con inicio sexual	N
Ha tenido alguna clase, curso o plática de educación sexual				
Sí	78.1	5,847	84.1	1,298
No	21.9	1,637	15.9	244
Total	100.0	7,484	100.0	1,542
Persona dentro de la escuela que proporcionó información sobre educación sexual				
Maestro(a)				
Sí	47.9	3,582	45.2	696
No	52.1	3,902	54.8	846
Total	100.0	7,484	100.0	1,542
Médico				
Sí	15.0	1,122	17.1	264
No	85.0	6,362	82.9	1,278
Total	100.0	7,484	100.0	1,542
Orientador(a) o psicólogo(a)				
Sí	12.8	955	19.2	295
No	87.2	6,529	80.8	1,247
Total	100.0	7,484	100.0	1,542
Trabajador(a) social				
Sí	3.2	236	3.1	48
No	96.8	7,248	96.9	1,494
Total	100.0	7,484	100.0	1,542
Enfermera(o)				
Sí	5.4	406	4.8	73
No	94.6	7,078	95.2	1,469
Total	100.0	7,484	100.0	1,542
Temas sobre educación sexual recibidos en la escuela				
Ciclo menstrual				
Sí	62.2	4,656	67.0	1,033
No	37.8	2,828	33.0	509
Total	100.0	7,484	100.0	1,542
Métodos anticonceptivos				
Sí	68.6	5,131	75.4	1,164
No	31.4	2,353	24.6	379
Total	100.0	7,484	100.0	1,542
Infecciones de transmisión sexual				
Sí	72.6	5,433	79.0	1,218
No	27.4	2,051	21.0	324
Total	100.0	7,484	100.0	1,542

En lo que se refiere a los contenidos vistos en el último curso, clase o plática, los estudiantes iniciados sexualmente refirieron en el mismo orden de importancia los mismos temas, aunque en mayor proporción: ITS (79.0%), métodos anticonceptivos (75.4%) y ciclo menstrual (67.0%) (Cuadro 6.1.3).

VI.1.3.2 La educación sexual recibida fuera de la escuela

Como la educación sexual no sólo puede ser adquirida en la escuela, se indagó sobre las principales fuentes de información extraescolar, como a continuación se analiza.

Principales Informantes sobre educación sexual extraescolar

Al cuestionar a los varones adolescentes sobre si habían tenido algún plática (o curso) fuera de la escuela sobre educación sexual, la principal respuesta obtenida, en un poco más de la mitad de ellos (53.3%) fue que nadie les había hablado de ello. La segunda respuesta en orden de importancia fue declarar que recibieron información por parte del personal médico (14.5%). El padre y la madre juntos, también fueron señalados por los alumnos como informantes de la educación sexual extraescolar (11.1%). La figura paterna fue un poco más mencionada para hablar sobre educación sexual respecto a la materna (6.6% *versus* 4.7%) (Cuadro 6.1.4).

Llama la atención que en un porcentaje similar a la respuesta asignada al padre como informante fue dado a los amigos (5.8%), situación que es preocupante debido a que los pares comparten similares características y (des)conocimiento del tema (Cuadro 6.1.4).

CUADRO 6.1.4

Educación sexual dada fuera de la escuela a varones de 13 a 19 años de edad

Fuera de la escuela	**Todos los estudiantes**	**N**	**Con inicio sexual**	**N**
Persona que le proporcionó información sobre educación sexual fuera de la escuela				
Nadie	53.3	3,987	36.4	561
Padre	6.6	495	8.2	127
Madre	4.7	352	6.1	94
Padre y madre	11.1	831	14.4	222
Personal médico	14.5	1,084	21.3	328
Amigos(as)	5.8	435	7.4	115
Otros	4.0	300	6.2	95
Total	100.0	7.482	100.0	1,542

En relación con los varones con iniciación sexual, se obtuvo que son menos los que declararon no haber recibido información de alguna persona sobre educación sexual (36.4%) en comparación con todos los estudiantes, y de los que sí la recibieron, continúan siendo los mismos personajes los informantes clave, aunque en mayor proporción. De esta forma, destaca el personal médico (21.3%), seguido del padre y de la madre juntos (14.4%), el padre solo (8.2%), los amigos (7.4%) y la madre sola (6.1%) (Cuadro 6.1.4).

VI.1.4 Evaluación sobre los contenidos aprendidos en la escuela sobre embarazo, ITS y uso del condón

Para evaluar lo que los estudiantes aprendieron sobre educación sexual se efectuaron una serie de preguntas sobre el riesgo de embarazo, la prevención de ITS y uso del condón. A continuación se presentan los hallazgos encontrados.

VI.1.4.1 Conocimiento sobre el riesgo de embarazo

Con el objeto de valorar los conocimientos que los estudiantes tienen sobre el riesgo de embarazo, se les formularon dos preguntas básicas:

1) ¿Cuándo es más probable que una mujer quede embarazada?
2) Una mujer que no utiliza un método anticonceptivo ¿puede quedar embarazada en su primera relación sexual?

Se obtuvo un conocimiento dispar, ya que mientras que a la primera pregunta, sólo el 9.8% dio una respuesta correcta, en el caso de la segunda, la gran mayoría de los alumnos contestaron acertadamente (86.3%)[31]. Es decir, que hay un conocimiento generalizado del riesgo de embarazo cuando se tiene una primera relación sexual desprotegida; sin embargo, hay un gran desconocimiento sobre la biología de la reproducción de las mujeres (Cuadro 6.1.5).

Ya que estos resultados muestran un conocimiento no homogéneo, se construyó una medida del buen conocimiento que los estudiantes tienen sobre este tema[32], obteniéndose que únicamente un 8.7% de todos los estudiantes adolescentes varones tiene un buen conocimiento sobre el riesgo de embarazo. Es decir, 2 de cada 25 estudiantes sabía que hay mayor riesgo de embarazo cuando se tienen relaciones sexuales a mitad del ciclo menstrual así como cuando no se utiliza un método anticonceptivo en la primera relación sexual (Cuadro 6.1.5).

---

[31] Para mayor información sobre las opciones de respuesta a estas preguntas ver el capítulo de Datos y Metodología (operacionalización de los datos).

[32] Su calculó se basa en la contabilización de las respuesta correctas en ambas preguntas. Para mayor información ver el capítulo de Datos y Metodología (operacionalización de los datos).

CUADRO 6.1.5				
Conocimientos de los varones de 13 a 19 años de edad sobre el riesgo de embarazo				
Conocimientos	**Todos los estudiantes**	**N**	**Con inicio sexual**	**N**
Periodo de mayor probabilidad de embarazo				
Respuesta correcta	9.8	731	12.9	200
Respuesta incorrecta	90.2	6,753	87.1	1,344
Total	100.0	7,484	100.0	7,484
Riesgo de embarazo en la primera relación sexual sin el uso de un método anticonceptivo				
Respuesta correcta	86.3	6,461	86.0	1,327
Respuesta incorrecta	13.7	1,023	14.0	217
Total	100.0	7,484	100.0	7,484
Medida del buen conocimiento que los estudiantes tienen sobre el riesgo de embarazo				
Buen conocimiento	8.7	648	10.9	168
Mal conocimiento	91.3	6,836	89.1	1,374
Total	100.0	7,484	100.0	7,484

Con respecto a los estudiantes con iniciación sexual, estos tenían un poco más de conocimiento sobre el periodo de mayor fertilidad de la mujeres (12.9%) que todos los alumnos varones, aunque su conocimiento sobre el riesgo de embarazo en la primera relación sexual sin el uso de un método anticonceptivo fue igual al de todos los estudiantes (86.0%). Estos respuestas quedan reflejadas en la medida calculada sobre el buen conocimiento del riesgo de embarazo, con un porcentaje ligeramente mayor que el obtenido para todos los alumnos (10.9% vs 8.7%); sin embargo, este resultado no era el que se esperaba encontrar en personas con al menos una experiencia sexual (Cuadro 6.1.5).

A pesar del abordaje "biologicista" que ha imperado en la educación sexual escolarizada durante muchos años, los resultados aquí obtenidos causan perplejidad y cuestionan los logros que han tenido las diversas reformas hechas por la SEP, desde finales de la década de los setenta, a los contenidos educativos de un tema tan básico como lo es el del ciclo menstrual. A la fecha continúan persistiendo rezagos en el enfoque y tratamiento de este tópico, y es preocupante la escasa información que manejan los estudiantes sobre este tema, ya que su ignorancia los puede exponer a ellos y a sus parejas a embarazos no deseados o no planeados.

VI.1.4.2 Conocimiento sobre la prevención de las ITS

Con el objeto de evaluar los conocimientos que los estudiantes tienen sobre la forma de prevención de las ITS, se les preguntó sobre cuáles de las siguientes medidas servían para evitarlas[33]:

1) Uso del condón
2) Usar óvulos o tabletas anticonceptivas
3) No tener relaciones sexuales
4) No tener relaciones sexuales con personas infectadas

En la primera opción de respuesta un poco más de tres cuartas partes de los varones adolescentes señaló la respuesta correcta (76.3%); no obstante, en la segunda opción de respuesta únicamente cerca de una cuarta parte dio una respuesta correcta (26.9%), en la tercera, cerca de un tercio acertó (31.2%), y en la cuarta, dos quintos contestaron correctamente (40.2%). Los resultados, sobre todo en la segunda opción de respuesta, causan preocupación ya que muestra que parte importante de los alumnos tiene confusión sobre la utilidad de algunos métodos anticonceptivos (Cuadro 6.1.6).

Al igual que en el conocimiento sobre el riesgo de embarazo, aquí también se calculó una medida del buen conocimiento que los estudiantes tienen sobre la prevención de las ITS[34], obteniéndose que sólo un 8% poseía un

---

[33] Para mayor información sobre las opciones de respuesta a estas preguntas ver el capítulo de Datos y Metodología (operacionalización de los datos).

[34] Su calculó se basa en la contabilización de las respuesta correctas en las tres últimas opciones de respuesta, ya que la primera opción de respuesta fue contemplada en la construcción de otro indicador. Para mayor información sobre las opciones de respuesta a estas preguntas ver el capítulo de Datos y Metodología (operacionalización de los datos).

buen conocimiento sobre este tópico. De esta manera, dos de cada 25 estudiantes adolescentes varones sabía que el no tener relaciones sexuales o no tener relaciones sexuales con personas infectadas son algunas de las medidas para prevenir las ITS, así como que los óvulos o tabletas anticonceptivas no sirven para su prevención (Cuadro 6.1.6).

En el caso de los estudiantes con iniciación sexual, se encontró una mayor proporción que dio las respuestas correctas obteniendo que: 87.6% dijo que el uso de condón servía para prevenir las ITS, 35.1% señaló que el uso de óvulos o tabletas anticonceptivas no son de utilidad para prevenirlas, 36.0% y 47.5% contestaron que el no tener relaciones sexuales y el no tener relaciones sexuales con personas infectadas, respectivamente, son medidas para su prevención (Cuadro 6.1.6), y estos resultados se vieron reflejados en la obtención de un porcentaje mayor de varones iniciados sexualmente que tenían un mejor conocimiento sobre la forma de prevención de las ITS (10.5%) en comparación con todos los estudiantes; sin embargo, este porcentaje sigue siendo muy bajo al que se hubiera esperado encontrar.

Estos resultados también sorprenden y demuestran que los contenidos curriculares sobre este tema no han transmitido información que dé certeza a los alumnos sobre las medidas correctas de protección para evitar ser contagiado de alguna ITS, y en especial del VIH/SIDA. Hecho que también se muestra en otras investigaciones efectuadas con estudiantes de secundaria y preparatoria, donde se señala que el nivel de información que poseen los adolescentes y jóvenes en esta materia es precario (Robles-Montejo y cols., 2011).

CUADRO 6.1.6				
Conocimientos de los varones de 13 a 19 años de edad sobre la prevención de las ITS				
Conocimientos	**Todos los estudiantes**	**N**	**Con inicio sexual**	**N**
Usar condón				
Respuesta correcta	76.3	5,713	87.6	1,351
Respuesta incorrecta	23.7	1,771	12.4	191
Total	100.0	7,484	100.0	1,542
Usar óvulos o tabletas anticonceptivas				
Respuesta correcta	26.9	2,015	35.1	541
Respuesta incorrecta	73.1	5,469	64.9	1,001
Total	100.0	7,484	100.0	1,542
No tener relaciones sexuales				
Respuesta correcta	31.2	2,337	36.0	555
Respuesta incorrecta	68.8	5,147	64.0	987
Total	100.0	7,484	100.0	1,542
No tener relaciones sexuales con personas infectadas				
Respuesta correcta	40.2	3,010	47.5	732
Respuesta incorrecta	59.8	4,474	52.5	810
Total	100.0	7,484	100.0	1,542
Medida del buen conocimiento que los estudiantes tienen sobre la prevención de las ITS*				
Buen conocimiento	8.0	602	10.5	161
Mal conocimiento	92.0	6,882	89.5	1,381
Total	100.0	7,484	100.0	1,542

* Para la construcción de este indicador sólo se tomaron en cuenta las tres últimas respuestas.

VI.1.4.3 Conocimiento del uso del condón

Con el objeto de evaluar los conocimientos que los estudiantes tienen sobre el uso del condón se formularon tres preguntas[35]:

1) ¿Cómo se usa el condón masculino?

[35] Para mayor información sobre las opciones de respuesta a estas preguntas el capítulo de Datos y Metodología (operacionalización de los datos).

2) ¿Sabes cuándo se debe usar el condón masculino?
3) ¿El condón masculino se utiliza como un método para prevenir un embarazo o una infección de transmisión sexual?

Los resultados muestran un conocimiento similar ya que en la primera pregunta el 83.3% del total de los varones adolescentes dio la respuesta correcta, en la segunda el 78.9% y en la tercera un 70.1% (Cuadro 6.1.7).

Al calcular una medida del buen conocimiento que los estudiantes tienen sobre el uso del condón[36], se obtuvo que un poco más de las dos terceras partes (64.1%) del total de los estudiantes varones adolescentes poseía un buen conocimiento sobre este tópico (Cuadro 6.1.7).

En el caso de los estudiantes con iniciación sexual, también se encontró un mayor porcentaje que dio las respuestas correctas a las preguntas efectuadas, y de hecho las proporciones en este tema son las más altas de los tres tópicos evaluados. Así, 93.8% sabía la forma correcta de uso del condón masculino, 92.5% reconocía el momento en que debe usarse y 86.0% sabía que sirve tanto para la prevención de un embarazo como para las ITS. Entonces como resultado de la medida resumen se obtiene que cuatro de cada cinco varones con inicio sexual (83.5%) tenía un buen conocimiento del uso del condón (Cuadro 6.1.7)

[36] Su calculó se basa en la contabilización de las respuesta correctas en las tres preguntas. Para mayor información sobre las opciones de respuesta a estas preguntas ver el capítulo de Datos y Metodología (operacionalización de los datos).

CUADRO 6.1.7

Conocimientos de los varones de 13 a 19 años de edad sobre el uso del condón masculino

Conocimientos	Todos los estudiantes	N	Con inicio sexual	N
Forma de uso de un condón masculino				
Respuesta correcta	83.3	6,231	93.8	1,447
Respuesta incorrecta	16.7	1,253	6.2	95
Total	100.0	7,484	100.0	1,542
Cuando debe usarse el condón masculino				
Respuesta correcta	78.9	5,905	92.5	1,427
Respuesta incorrecta	21.1	1,579	7.5	115
Total	100.0	7,484	100.0	1,542
Utilidad del condón masculino para prevenir un embarazo o una ITS				
Respuesta correcta	70.1	5,248	86.0	1,326
Respuesta incorrecta	29.9	2,236	14.0	216
Total	100.0	7,484	100.0	1,542
Medida del buen conocimiento que los estudiantes tienen sobre el uso del condón masculino				
Buen conocimiento	64.1	4,800	83.5	1,288
Mal conocimiento	35.9	2,684	16.5	255
Total	100.0	7,484	100.0	1,542

VI.1.5 El buen conocimiento del uso del condón asociado con la educación sexual

Con el objeto de conocer algunos de los factores que se asocian con un conocimiento correcto sobre el uso del condón, a continuación se presentan tres apartados que relacionaran el mismo con lo aprendido en la escuela y fuera de ella.

VI.1.5.1 El buen conocimiento del uso del condón asociado con la educación recibida en la escuela y fuera de ella

En este apartado se analiza el efecto que tiene la educación sexual recibida por los estudiantes adolescentes varones dentro y fuera de la escuela, mediante el cálculo de dos medidas: el porcentaje de estudiantes que tiene un buen conocimiento del uso del condón según determinadas características seleccionadas del entorno escolar y extraescolar, y las razones de momios (RM) asociadas a ese conocimiento.

Llama la atención la tendencia general encontrada en los datos aquí analizados con porcentajes mayores de buen conocimiento del uso del condón en los estudiantes con iniciación sexual respecto a todos los estudiantes (Cuadro 6.1.8).

De esta forma, se encuentra que tanto en el conjunto de los estudiantes como en los varones iniciados sexualmente, el porcentaje de varones que tiene un buen conocimiento del condón son los que han tenido una clase, curso o plática de educación sexual dentro de la escuela en comparación con los que no la han tenido (68.8% *versus* 47.6% en el primer grupo, y 84.7% *versus* 76.6% en el segundo grupo). Si se analiza la información por tipo de informante, nuevamente se encuentran porcentajes más altos en los casos en donde los(las) maestros(as), médicos(as) y orientadores(as) o psicólogos(as) dieron información sobre educación sexual en comparación con los que no la recibieron de estos informantes. La diferencia más marcada se encuentra cuando los estudiantes recibieron información en la escuela por parte del(de la) orientador(a) o psicólogo(a) (81.7% *versus* 61.6% en el primer grupo y 90.2% *versus* 81.9% en el segundo) (Cuadro 6.1.8).

En relación educación sexual extraescolar, el buen conocimiento del uso del condón del grupo de todos los estudiantes se da cuando los principales informantes son las figuras de padre y madre juntos (81.6%), de la madre sola (76.7%), el personal médico (71.5%) y el padre solo (70.3%). Y esto es el mismo caso de los alumnos con iniciación sexual aunque con diferentes porcentajes; así, hay un buen conocimiento del uso del condón cuando los informantes son padre y madre juntos (90.1%), el personal médico (87.5%) y el padre solo (84.4%) (Cuadro 6.1.8).

En lo que respecta a los temas de educación sexual recibidos en la escuela, se acentúan las diferencias del buen conocimiento del uso del condón entre los que sí aprendieron sobre las ITS en comparación con los que no lo aprendieron (70.7% *versus* 46.9% en todos los alumnos, y 85.5% *versus* 75.9% en los iniciados sexualmente) y esto mismo sucede cuando aprenden o no sobre los métodos anticonceptivos (71.3% *versus* 48.4% en todos los alumnos, y 86.1% *versus* 75.5% en los iniciados sexualmente) (Cuadro 6.1.8).

En principio, los porcentajes obtenidos en el cuadro 6.1.8 permiten deducir en términos generales que los alumnos se han beneficiado de la educación sexual recibida dentro y fuera de la escuela, ya que estos tienen en mayor proporción un buen conocimiento del uso del condón en comparación con los que no la tuvieron.

Ahora, se analizarán las razones de momios asociadas al buen conocimiento sobre el uso del condón.

En el caso de todos los varones adolescentes, los principales hallazgos muestran que la gran mayoría de las razones de momios calculadas para el grupo tuvieron significancia estadística. De esta forma, el recibir alguna clase, curso o plática de educación sexual se asocia con un buen conocimiento del uso del condón en 2.4 veces más que aquellos que no la reciben. En lo que se refiere a los informantes sobre educación sexual en la escuela, el recibir información del(de la) maestro(a) o del personal médico aventaja a todos los estudiantes a saber 1.3 veces más del uso correcto del condón que los que no la reciben por parte de estas personas. Cuando los informantes son los(las) orientadores(as) o psicólogos(as) tienen una posibilidad de tener un buen conocimiento del uso del condón de 2.8 veces más que los que no recibieron educación sexual por parte de estos informantes.

Si ahora se analizan los datos sobre la educación sexual adquirida por los alumnos fuera de la escuela, se obtiene que si los informantes son el padre y la madre juntos, tienen 3.3 veces más de posibilidad de saber sobre el uso correcto del condón que aquellos que no les hablan sus progenitores sobre este tema. Si es la madre sola, la posibilidad de un buen conocimiento del uso del condón de 2.5 veces más que los que no lo recibieron de ella, y esta razón de momios es mayor que la obtenida cuando el padre solo es el que da la información (RM = 1.78, p=0.000). Cuando la información extraescolar la da el médico, la posibilidad es de cerca de dos veces más (RM=1.89, p=0.000). Es importante señalar que no fue estadísticamente significativa la razón de momios cuando son los pares los informantes sobre la educación sexual (Cuadro 6.1.8).

Si bien es importante quién les dan la información, también lo es el tipo de información sobre educación sexual que aprenden en la escuela. Para todos los estudiantes, el recibir información sobre ITS y sobre métodos anticonceptivos son los factores más determinantes para que sepan 2.7 veces más sobre el uso correcto del condón respecto a aquellos que no les dieron información sobre estos dos temas en la escuela, y en el caso de la información recibida sobre el ciclo menstrual, éstos tienen casi el doble de posibilidad de saber del uso correcto del condón (RM=1.89, p=0.000) en relación con los que no vieron este tema en la escuela (Cuadro 6.1.8).

A pesar de las diferencias encontradas en el buen conocimiento del uso del condón en todos los varones adolescentes según el informante -dentro o fuera de la escuela- y el tipo de contenidos vistos en la escuela, llama la atención el patrón encontrado en esta población donde en casi todas las razones de momios hubo significancia estadística. Este hecho podría interpretarse como que no hay diferencias del buen conocimiento que tengan sobre este tópico según el tipo de informante y contenidos vistos, ya que cualquiera que les hable de ello -salvo en el caso de los pares- tendrá repercusiones positivas en su saber respecto a los estudiantes que no reciben este tipo de información.

Si ahora se analizan a los estudiantes con inicio sexual, los principales hallazgos muestran que éstos tienen 1.7 veces más de posibilidad de tener un buen conocimiento del uso del condón que los que no reciben información en la escuela sobre educación sexual. En relación con los informantes de educación sexual en la escuela, a diferencia de los resultados encontrados en toda la población varonil, aquí únicamente resultó ser estadísticamente significativo el que el(la) orientador(a) o psicólogo(a) les hablen de este tema, con una posibilidad de saber dos veces más del uso correcto del condón respecto a aquellos varones adolescentes iniciados sexualmente que no reciben información sobre educación sexual por parte de este personal escolar. Y fuera de la escuela, si los informantes son los padres juntos tienen dos veces más de posibilidad de tener un buen conocimiento del uso del condón en relación con los que no la reciben de sus progenitores, y esta posibilidad es de 1.6 veces más cuando la información la dan los médicos (Cuadro 6.1.8).

Respecto a los contenidos dados en el ámbito escolar, también se encontró un comportamiento diferente al de todos los estudiantes, ya que en los varones adolescentes con iniciación sexual sólo resultó significativo el recibir información sobre métodos anticonceptivos y sobre ITS para que esta población poseyera un buen conocimiento sobre el uso del condón, y esto aventajó a los estudiantes con vida sexual en cerca de dos veces más para tener un buen conocimiento del uso del condón respecto a sus coetáneos que no reciben información de estos dos temas (RM=1.99, p 0.000 y RM=1.88, p=0.002, respectivamente) (Cuadro 6.1.8).

Estos últimos hallazgos obtenidos contrastan con los encontrados en todos los adolescentes varones, ya que aquí solamente algunos informantes dentro y fuera de la escuela, y algunos contenidos resultaron relevantes para que los varones con iniciación sexual tuvieran un buen conocimiento del uso del condón. Quizás esta información denote que los iniciados sexualmente requieren de una mayor precisión de los contenidos de educación sexual para que se apropien de estos conocimientos y los utilicen en su vida sexual.

CUADRO 6.1.8

Porcentaje de estudiantes varones de 13 a 19 años de edad que tienen un buen conocimiento del uso del condón según educación sexual recibida dentro y fuera de la escuela y razones de momios

EDUCACIÓN SEXUAL	TODOS LOS ESTUDIANTES				CON INICIO SEXUAL			
	%	RM*	p	N	%	RM*	p	N
<u>**Dentro de la escuela**</u>								
Ha tenido alguna clase, curso o plática								
No	47.6	1.00		1,637	76.6	1.00		244
Sí	68.8	2.42	0.000	5,847	84.7	1.70	0.021	1,298
Persona dentro de la escuela proporcionó información								
Maestro(a)								
No	61.3	1.00		3,902	83.2	1.00		845
Sí	67.3	1.30	0.000	3,582	83.9	1.05	0.769	696
Médico								
No	63.3	1.00		6,361	84.0	1.00		1,278
Sí	68.7	1.27	0.005	1,123	81.1	0.82	0.331	264
Orientador(a) o psicólogo(a)								
No	61.6	1.00		6,529	81.9	1.00		1,247
Sí	81.7	2.78	0.000	955	90.2	2.06	0.013	296
Temas sobre educación sexual recibidos en la escuela								
Ciclo menstrual								
No	55.0	1.00		2,828	80.2	1.00		510
Sí	69.7	1.89	0.000	4,657	85.1	1.40	0.067	1033
Métodos anticonceptivos								
No	48.4	1.00		2,353	75.5	1.00		379
Sí	71.3	2.65	0.000	5,131	86.1	1.99	0.000	1,163
Infecciones de transmisión sexual								
No	46.9	1.00		2,050	75.9	1.00		324
Sí	70.7	2.73	0.000	5,433	85.5	1.88	0.002	1,219
<u>**Fuera de la escuela**</u>								
Persona que le proporcionó información sobre educación sexual fuera de la escuela								
Nadie	57.0	1.00		3,986	79.3	1.00		561
Padre	70.3	1.78	0.000	495	84.4	1.28	0.458	128
Madre	76.7	2.48	0.000	352	78.7	0.88	0.763	94
Padre y madre	81.6	3.32	0.000	830	90.1	2.09	0.010	222
Personal médico	71.5	1.89	0.000	1,085	87.5	1.63	0.029	328
Amigos(as)	56.2	0.97	0.820	434	72.8	0.62	0.171	114
Otras personas	70.0	1.76	0.000	302	84.2	1.21	0.633	95

RM = Razones de Momios.
* Análisis bivariado.

Un resultado que llama la atención, tanto en todos los estudiantes como en los varones iniciados sexualmente, fue que cuando los pares son los informantes de temas sobre sexualidad no hubo significancia estadística. Este dato es relevante, ya que difiere de lo encontrado en otras investigaciones sobre adolescentes, donde los amigos son personajes son importantes para hablar sobre temas de sexualidad (CONAPO, 1988; Mejía, 2013). Aquí se encuentra que la información que poseen los pares no contribuye para que los estudiantes tengan un buen conocimiento sobre el uso del condón, como lo muestra el cuadro 6.1.9.

CUADRO 6.1.9

Porcentaje de estudiantes varones de 13 a 19 años de edad que tienen buen conocimiento sobre el uso del condón según información recibida por los pares

Información recibida por pares	Todos los estudiantes	N	Con inicio sexual	N
Buen conocimiento				
No	7.1	190	12.2	31
Sí	5.1	244	6.4	83
Total	5.8	434	7.4	114

En este sentido, podría pensarse que a pesar de que los pares son figuras relevantes en la cotidianeidad de los adolescentes, cuando se trata de temas relevantes como es la resolución de dudas de su sexualidad, éstos las hablan más con otras personas.

Los resultados anteriormente expuestos son una llamada de alerta para enfatizar que el adquirir un buen conocimiento sobre el uso del condón dependerá en gran medida, en primera instancia, de las personas que transmiten los conocimientos[37], y en este sentido, se encontraron diferencias acentuadas en los varones con iniciación sexual en cuanto a la relevancia de algunos informantes que están fuera de la escuela y que se equiparan con los informantes del ámbito escolar. De esta forma, el padre y

[37] Posteriormente se hará un análisis donde se tomen en cuenta todas las variables en su conjunto, controlando por las posibles variables confusoras como son la edad y lugar de residencia de los estudiantes. Para mayor información ver el capítulo de Datos y Metodología.

la madre juntos tienen la misma relevancia que los(las) orientadores(ras) y psicólogos(as) que están en las escuelas. Quizás esto se deba a la confianza y familiaridad que tienen los estudiantes adolescentes con las personas que ellos seleccionan para preguntar sus inquietudes y dudas, en vez de aquellas personas que les son impuestas en la escuela.

Valdría la pena indagar si en los cursos de actualización del profesorado se han incorporado técnicas pedagógicas que hagan romper barreras y tener acercamiento con los estudiantes para dialogar sobre temas tan sensitivos de forma abierta, alejados de lo que la normatividad ha marcado durante tantos años en este país dentro de espacios institucionalizados como lo son las escuelas.

VI.1.5.2 El buen conocimiento del uso del condón asociado con los conocimientos sobre el riesgo de embarazo y sobre la prevención de las ITS

Con el objeto de conocer algunos otros factores que se asocian con un conocimiento correcto sobre el uso del condón, en este apartado se verá el efecto que tiene el conocimiento de dos temas básicos de la educación sexual: riesgo de embarazo y formas de prevención de las ITS.

La tendencia general en los datos de todos los varones adolescentes muestra que poseen en mayor proporción un buen conocimiento del uso del condón aquellos estudiantes que tienen buen conocimiento sobre la prevención de las ITS y sobre el riesgo de embarazo que los que no tienen un buen conocimiento en estos dos últimos tópicos (85.5% *versus* 62.3% y 73.0% *versus* 63.3%, respectivamente) (Cuadro 6.1.10).

En relación con los varones con iniciación sexual, también se observó un porcentaje mayor de varones que tiene un buen conocimiento del uso del condón cuando éstos tienen buen conocimiento sobre el riesgo de embarazo respecto a los que no lo tienen (88.8% *versus* 82.8%) y este mismo patrón se da en el caso del buen conocimiento para prevenir las ITS (95.1% *versus* 82.1%) (Cuadro 6.1.10).

Del conjunto de datos analizados destacan las brechas que se dan en el buen conocimiento del uso del condón asociados con el buen o mal conocimiento para prevenir las ITS en el caso de todos los estudiantes. De igual forma, sobresale la tendencia general encontrada entre los dos grupos, donde hubo porcentajes más altos de buen conocimiento del uso del condón asociados con los dos tópicos en los estudiantes iniciados sexualmente respecto al total de la población varonil (Cuadro 6.1.10).

Respecto al análisis estadístico, los resultados muestran que en el caso de los estudiantes en su conjunto, el tener un buen conocimiento del riesgo de embarazo y sobre la prevención de las ITS están asociadas con un buen conocimiento del uso de condón, aunque la posibilidad es menor en el caso del embarazo que en el de las ITS (RM=1.6 *versus* *RM*=3.6) en comparación con los varones que no tienen un buen conocimiento de estos dos temas. En cambio, en los varones con inicio sexual, únicamente una de las razones de momios resultó ser estadísticamente significativa y fue cuando se poseía un buen conocimiento sobre las formas de prevención de las ITS. Así, cuando los estudiantes varones adolescentes iniciados sexualmente tienen un buen conocimiento sobre cómo prevenir las ITS tienen 4.3 veces más la posibilidad de tener un buen conocimiento del uso del condón respecto a los que no tienen un conocimiento adecuado sobre las formas de prevención (Cuadro 6.1.10).

De estos hallazgos se concluye que el buen conocimiento que los estudiantes tienen sobre el uso de condón está más asociado con sus conocimientos sobre las ITS que con sus conocimientos sobre el riesgo de embarazo. De alguna forma estos resultados ya habían sido confirmados en otras investigaciones sobre adolescentes, en donde se comprueba que el condón los varones lo asocian más con la prevención de infecciones de transmisión sexual que con la prevención del embarazo (Rodríguez, 2014) y esto tal vez se deba a la forma en cómo se ha difundido la información sobre el uso del condón en las campañas masivas realizadas en los medios de comunicación (Gayet y cols., 2003) donde se ha dado la imagen de que el preservativo funciona, sobre todo en los grupos de riesgo (homosexuales, trabajadoras sexuales, etc.), para prevenir las ITS y en especial el VIH/SIDA (Juárez y Gayet, 2005), y no se difunde nada respecto a la protección que éste también tienen para evitar el embarazo. Este proceder quizás se deba a que desde finales de los años ochenta, cuando se implementaron estas campañas, se hicieron evaluaciones de los programas, mostrando los prejuicios que la sociedad en su conjunto tenía acerca del condón, además de que las diferencias de género existentes impedían su utilización cotidiana, y se enfatizaba que casi ninguna persona valoraba la efectividad anticonceptiva del preservativo (Rodríguez, s/f).

Nuevamente destaca el hecho de que los resultados obtenidos del análisis estadístico vuelven a tener el mismo patrón del apartado anterior, en donde todas las razones de momios de todos los estudiantes varones adolescentes fueron significativas, y no fue así en el caso de los iniciados sexualmente[38].

CUADRO 6.1.10

Porcentaje de estudiantes varones de 13 a 19 años de edad que tienen un buen conocimiento del uso del condón según sus conocimientos sobre el riesgo de embarazo y sobre la prevención de las ITS y razones de momios

CONOCIMIENTOS	TODOS LOS ESTUDIANTES				CON INICIO SEXUAL			
	%	RM*	p	N	%	RM*	p	N
Medida del buen conocimiento sobre el riesgo de embarazo								
Mal conocimiento	63.3	1.00		6,836	82.8	1.00		1,374
Buen conocimiento	73.0	1.57	0.000	648	88.8	1.67	0.062	169
Medida del buen conocimiento para prevenir las ITS								
Mal conocimiento	62.3	1.00		6,882	82.1	1.00		1,381
Buen conocimiento	85.5	3.57	0.000	601	95.1	4.25	0.000	162

RM = Razones de Momios.
* Análisis bivariado.

[38] Las diferencias encontradas entre todos los estudiantes y los iniciados sexualmente no se debe al número de casos más reducidos en estos últimos que son en total 1542, lo que constituye una cantidad adecuada para analizar asociaciones estadísticas.

VI.1.5.3 El buen conocimiento del uso del condón asociado con características seleccionadas

Con el objeto de ver en su conjunto todas las características que están asociadas con un buen conocimiento sobre el uso del condón, aquí se hará un análisis tomando en cuenta todos los factores analizados en los apartados anteriores y se ajustarán los datos considerando la edad de los estudiantes y el tamaño de localidad donde están ubicadas las escuelas[39].

Los principales hallazgos encontrados en todos los estudiantes en su conjunto y para aquellos con inicio sexual son diferentes. En el primer caso, gran parte de las características analizadas son estadísticamente significativas. En el segundo caso, únicamente algunas características incorporadas al análisis fueron relevantes (Cuadro 6.1.11), mismo patrón que se presentó en los dos apartados anteriores.

De esta forma, intentando ordenar descendentemente las razones de momios, se obtuvo que en el conjunto de los estudiantes varones el hecho de que éstos tengan un buen conocimiento del condón depende de:

1) El buen conocimiento que los alumnos tienen sobre la forma de prevención de las ITS (RM = 2.73, p = 0.000),
2) De que las personas que les hayan dado información en la escuela sobre educación sexual sean orientadores(as) o psicólogos(as)(RM=2.46, p=0.000), profesores (RM=1.60, p=0.000) o médicos(as) (RM=1.59, p=0.000),
3) Que los estudiantes también tengan información sobre este tema por parte del padre y de la madre juntos (RM=2.68, p=0.000), de la madre sola (RM=1.93, p=0.001), del personal médico (RM=1.68, p=0.000), del padre solo (RM=1.44, p=0.029) y otras personas no incluidos los pares (RM= 1.50, p=0.042),

[39] Como paso anterior a la realización del análisis multivariado de datos, se calculó la matriz de correlación entre variables independientes. Para mayor información ver el capítulo de Datos y Metodología (análisis estadístico bivariado y multivariado).

4) Los estudiantes tengan de 15 a 16 o de 17 a 19 años de edad (RM=1.59, p=0.000 y RM =2.42, p=0.000, respectivamente), y
5) Las escuelas donde asisten los estudiantes estén situadas en localidades de 15,000 o más habitantes (RM=2.32, p=0.000).
6) Y también del buen conocimiento que los adolescentes tengan sobre el riesgo de embarazo (RM =1.31, p = 0.045) (Cuadro 6.1.11).

Entonces, en todos los estudiantes los factores con más peso para poseer un buen conocimiento del uso del condón es que tengan conocimientos claros sobre la forma de prevención de las ITS, que reciban información del padre y la madre juntos, del orientador o psicólogo, que sean mayores de edad y que vivan en áreas urbanas[40]. Estos estudiantes tienen una posibilidad de más del doble de tener un buen conocimiento del condón con respecto a los que no tienen conocimientos claros sobre la forma de prevención de las ITS y no reciben información sobre educación sexual por parte de sus dos progenitores y del orientador o psicólogo, a los más jóvenes y a los que viven en áreas rurales (Cuadro 6.1.11).

Con respecto a los estudiantes con inicio sexual, el hecho de que estos tengan un buen conocimiento del condón depende de:

1) El buen conocimiento que los varones tengan sobre la forma de prevenir las ITS (RM = 3.71, p = 0.001),
2) De que sean informados en la escuela sobre educación sexual por los(as) orientadores(as) o psicólogos(as)(RM = 2.10, p = 0.009),
3) De que también reciban información sobre educación sexual por parte del padre y de la madre juntos (RM = 1.81, p = 0.041) y del personal médico (RM = 1.71, p = 0.023), y
4) Las escuelas donde estudian estén situada en localidades de 15,000 o más habitantes (RM =1.60, p = 0.000) (Cuadro 6.1.11).

[40] Considerando también las demás características del cuadro 6.1.11.

CUADRO 6.1.11

Estudiantes varones de 13 a 19 años de edad que tienen un buen conocimiento del uso del condón según características seleccionadas*

	TODOS LOS ESTUDIANTES		CON INICIO SEXUAL	
	RM	**p**	**RM**	**p**
Medida del buen conocimiento sobre el riesgo de embarazo				
Conocimiento incorrecto	1.00		1.00	
Conocimiento correcto	1.31	0.045	1.43	0.194
Medida del buen conocimiento sobre la forma de prevenir las ITS				
Conocimiento incorrecto	1.00		1.00	
Conocimiento correcto	2.73	0.000	3.71	0.001
Persona que proporcionó información sobre educación sexual dentro de la escuela				
Maestro(a)				
No	1.00		1.00	
Sí	1.60	0.000	1.18	0.402
Médico(a)				
No	1.00		1.00	
Sí	1.59	0.000	0.89	0.599
Orientador(a) o psicólogo(a)				
No	1.00		1.00	
Sí	2.46	0.000	2.10	0.009
Persona que le proporcionó información sobre educación sexual fuera de la escuela				
Nadie	1.00		1.00	
Padre	1.44	0.029	1.21	0.559
Madre	1.93	0.001	0.66	0.352
Padre y madre	2.68	0.000	1.81	0.041
Personal médico	1.68	0.000	1.71	0.023
Amigos(as)	0.88	0.374	0.59	0.153
Otras personas	1.50	0.042	1.17	0.710
Edad				
13-14	1.00		1.00	
15-16	1.59	0.000	1.24	0.355
17-19	2.42	0.000	1.26	0.333
Lugar donde estudian				
Hasta 14,999 habitantes	1.00		1.00	
15,000 habitantes y más	2.32	0.000	1.60	0.010

* Ajustado por todas las variables en el cuadro.
RM = Razones de Momios.

Entonces, los varones adolescentes iniciados sexualmente que tienen un buen conocimiento sobre la forma de prevención de las ITS tienen más del triple de posibilidad de tener un buen conocimiento del uso del condón, y también tienen cerca del doble de posibilidad de tener un buen conocimiento del uso del condón cuando reciben información en la escuela por parte de los(as) orientadores(as) o psicólogos(as), de los padres y el personal médico con respecto a aquellos estudiantes que ignoran la formar de prevenir las ITS, y no recibieron información por parte de los orientadores(as) o psicólogos(as) ni de sus progenitores o del personal médico[41].

Vale la pena señalar que, en el grupo de los iniciados sexualmente, un conocimiento correcto sobre el riesgo de embarazo no contribuyó a que los alumnos tuvieran un buen conocimiento del uso del condón, y contribuyó muy poco en el caso de todos los estudiantes (Cuadro 6.1.11).

VI.1.6 Reflexión sobre los resultados encontrados

De toda la información expuesta en este capítulo llaman la atención varios hallazgos encontrados:

Primero, fue notable que 21.9% de los varones adolescentes señalara que no había llevado alguna clase, curso o plática de educación sexual. Este resultado contradice la hipótesis inicialmente planteada en esta investigación en donde se señalaba que debido a que la educación sexual escolarizada se viene dando desde 1974, se esperaba que todos los alumnos varones adolescentes señalaran haber recibido clases, cursos o pláticas sobre educación sexual. Se piensa que la obtención de esta cifra puede deberse básicamente a alguna de las siguientes razones:

1) Posiblemente en la escuela no les están hablando de educación sexual, a pesar de que en los libros de texto haya unidades dedicadas a este tema; o bien

2) Debido a que una parte considerable de los adolescentes varones no han iniciado su vida sexual, los contenidos sobre educación sexual vistos en la

[41] Considerando también las demás características del cuadro 6.1.11.

escuela en ese momento no son relevantes para ellos, y como consecuencia no captan la información que se les está impartiendo en la escuela.

No obstante, cuando se analizan las respuestas de los varones con inicio sexual a este respecto, se observa que algunos de ellos también señalan no haber recibido alguna clase, curso o plática de educación sexual (15.9%), por lo que se podría pensar que estos adolescentes que son más receptivos y se apropian más de la información recibida en la escuela, están puntualizando un hecho que en teoría debía llevarse a la práctica. Por lo que no se descarta la posibilidad de que efectivamente en algunas escuelas no se imparta la educación sexual, a pesar de que desde hace más de 35 años en el currículo escolar se han venido incluyendo contenidos de este tema. Esto es un hecho lamentable, ya que algunas investigaciones han dado cuenta que de todas las personas que reciben información sobre educación sexual, las que ejercen su sexualidad son las que más se apropian de esta información utilizándola en su beneficio (Blake y cols., 2001; Matsuí y cols., 2001).

Segundo, el enfoque que se le ha dado a la educación sexual en México no ha sido del todo adecuado ya que ha predominado una orientación primordialmente biológica y sexista, llena de tabús que reproduce el esquema tradicional dentro del cual se concibe la sexualidad: el matrimonio legítimo. Quizás este enfoque, que ha perdurado durante tanto tiempo, es el que ha contribuido a que los estudiantes no capten los contenidos que allí se intentan enseñar, debido a que la realidad bajo la cual se plantea el ejercicio de la sexualidad está muy alejado de su contexto social y su situación personal de ese momento (Juárez y Gayet, 2005; Matsuí y cols., 2011), y quizás por esta misma razón, se obtuvo un mayor conocimiento de educación sexual de los estudiantes iniciados sexualmente, aunque no necesariamente estos jóvenes se encuentren en una relación marital.

Algunos investigadores ya habían señalado que por motivo de una influencia biologicista y positivista, se favorecen y vuelven predominantes enfoques de carácter genitalista y fisiologista (Juárez y Gayet, 2005), sin atender la sexualidad como objeto de estudio integral y a la vez transversal a la experiencia escolar (Caamaño, 2001).

También debe tomarse en cuenta que los contenidos e imágenes de los textos constituyen un instrumento central para el desarrollo del trabajo escolar. Al respecto, se señala que los libros además de transmitir información académica o cognoscitiva para que el estudiante pueda dominar determinadas destrezas, contienen información valorativa sobre distintos aspectos de nuestra cultura (García-Alcaraz, 2001), entre los que destacan los roles estereotipados, los cuales han imperado en la educación sexual escolar y son expresiones culturales que tienden a generalizar y exagerar las características de uno u otro sexo, llevando las diferencias al punto de deformar la realidad y producir y reproducir desigualdades e inequidades formativas. Al llevar estos estereotipos al terreno educativo el y la estudiante se ven prácticamente bombardeados por esquemas de conducta que norman su acción (García-Alcaraz, 2001).

Se argumenta que más allá del currículo formal, y mucho antes de que la categoría de género se enunciara en los planes y programas de estudios, ha sido inevitable que la escuela forme a hombres y mujeres diferencialmente y reproduzca los valores e ideas de masculinidad y feminidad que existen en el entorno cultural. Por eso es necesario reflexionar sobre el "*currículo oculto*" e invertir acentuadamente en el cambio de actitudes que se promueven en el aula y el espacio escolar (Rodríguez, 2014).

Tercero, sorprenden los hallazgos obtenidos en lo que se refiere al conocimiento que los estudiantes varones tienen sobre el periodo de mayor probabilidad de embarazo (9.8%), y aunque en los varones con inicio sexual este conocimiento es mayor (12.9%) continúa siendo muy bajo. No se esperaba encontrar tan pocos adolescentes escolarizados con un conocimiento correcto de un tema tan básico de la biología de la reproducción. A este respecto ha habido otras investigaciones que han ahondado en este tema, entre las que destacan una investigación realizada en 1988 con población estudiantil de educación media superior, donde se encontró que un 36.0% de los varones mayores de 13 años de edad había aprendido que durante el período de ovulación del ciclo menstrual, toda mujer puede quedar embarazada si tiene relaciones sexuales[42] (CONAPO, 1988). Otro estudio efectuado en 1999 por la fundación Mexicana para la Planeación Familiar A.C. (MEXFAM) a adolescentes de 13 a 19 años de edad obtuvo que sólo el 30.2% de los hombres sabían el período en que es más fácil que se produzca el embarazo (Juárez y Gayet, 2005). Una investigación efectuada en estudiantes de la Universidad de Guadalajara, indagó acerca de los conocimientos que los jóvenes tenían sobre la reproducción[43], encontrándose que una tercera parte no sabía cuándo hay más probabilidad de que una mujer se embarace. En ese estudio, no hubo diferencia entre hombres y mujeres universitarios, sin embargo, la respuesta correcta fue estadísticamente significativa entre los que ya tenían relaciones sexuales coitales en comparación con los que aún no las habían tenido (Matsuí y cols., 2001). A pesar de que la población objeto de estudio no es la misma en estas cuatro investigaciones, además de que la forma en cómo se efectuaron las preguntas y las opciones de respuesta difieren, llama la atención que el porcentaje de alumnos que contesta correctamente sea más alto en el año de 1988 que en fechas recientes.

La falta de homogeneidad en los niveles de conocimiento en todos los estudiantes sobre la posibilidad de embarazo según diferentes características, muestra que los adolescentes y jóvenes poseen información sexual fragmentada, a pesar de que se había intentado dar un sentido "*objetivo y científico*" a la educación sexual (García-Alcaraz, 2001). Esto nos lleva a cuestionarnos, si las reformas educativas realizadas a los programas de estudio han tenido un retroceso en vez de un avance en los años recientes. O tal vez, como lo argumenta Caamaño (2001) no se deba tanto a las reformas, sino a la falta de capacitación del magisterio cuando se realizan tales innovaciones.

---

[42] La forma en cómo se efectuó la pregunta en esta encuesta fue: ¿En qué momento del ciclo menstrual puede haber embarazo? Y sus posibles respuestas fueron las siguientes: 1. En la etapa proliferativa, 2. En la ovulación, 3. En la menstruación (la regla), 4. En la gametosis y 5. No sé (CONAPO, 1988).

[43] La forma en cómo se efectuó la pregunta en esta encuesta fue: ¿cuándo es más probable el embarazo de acuerdo con el ciclo menstrual? (Matsuí y cols., 2001).

Desafortunadamente, este escaso conocimiento correcto sobre la biología de la reproducción, imperante en todos los niveles educativos, también se ha confirmado en otras investigaciones con población estudiantil universitaria. Así, un estudio efectuado en estudiantes de primer semestre de las carreras de psicología, odontología, pedagogía y medicina de una universidad pública del país sobre la información correspondiente a aspectos anatómicos y fisiológicos de la sexualidad, muestra que la mayoría de los estudiantes de psicología y pedagogía obtuvieron calificaciones reprobatorias (Vallejo y cols., 2001).

Otra investigación efectuada anteriormente en 1996 con estudiantes de psicología y pedagogía de la Universidad Pedagógica Nacional, llegó a la conclusión de que éstos poseían un pobre conocimiento de la anatomía y fisiología de los aparatos reproductores masculino y femenino. Estas carencias fueron más marcadas entre las mujeres estudiantes, las cuales tuvieron los puntajes más bajos en la prueba elaborada a partir de la información que se da en la lección sobre desarrollo físico y emocional del libro de texto gratuito de sexto de primaria (Vallejo y Silva, 1996). Son sorprendentes los hallazgos encontrados en ese estudio ya que se trata de estudiantes universitarios, los cuales no pudieron asimilar algunos conceptos elementales expuestos en los libros de texto de sexto de primaria de la SEP. De aquí que surja la duda de si los(las) niños(as) que cursan la educación elemental pueden asimilar estos contenidos, ya que personas con una mayor formación educativa no los saben.

Lo anterior coincide con otras investigaciones más recientes, orientadas en indagar el conocimiento y las actitudes de los adolescentes en sexualidad, anticoncepción y procreación donde se ha puntualizado la importancia de la escuela como canal de información y aprendizaje de estos temas (Bautista-Hernández, 2008; Chávez y Álvarez, 2012) y se cuestiona la calidad de los contenidos y/o efectividad de su enseñanza, al revelar altos niveles de desconocimiento y actitudes diferentes a las que se pretende inculcar. En lo que se refiere a los libros de texto, se señala la generalidad, superficialidad, omisiones y estereotipos en el tratamiento de algunos temas, lo que puede dar lugar a lagunas, confusiones e interpretaciones diversas por parte de los alumnos que pertenecen a diferentes sectores socioeconómicos, geográficos (Camarena, 1991) o étnicos (Juárez y Gayet, 2005).

En un intento por encontrar una explicación acerca del pobre resultado de la educación sexual escolarizada, algunas investigaciones han focalizado su atención en los siguientes puntos: probablemente los temas se trabajan muy poco dentro de las aulas; o bien aunque se revisan estos tema, no se hace con la profundidad requerida; y una tercera posibilidad es que los estudiantes tienen una serie de resistencias para modificar creencias en torno a la sexualidad (Vallejo y cols., 2001)[44].

Los escasos resultados positivos encontrados en el presente trabajo en los conocimientos de los estudiantes varones sobre algunos de los contenidos básicos de la educación a pesar de las reformas efectuadas a los libros de primaria y de secundaria, ponen de relieve la urgente necesidad de capacitar y/o actualizar al magisterio para abordar satisfactoriamente la temática sobre sexualidad humana tal y como lo expone Caamaño (2001) en otro contexto.

Además, un elemento a considerar es determinar qué estrategias pedagógicas deben ser desarrolladas para incidir en la formación de los dos géneros, ya que se ha observado que hombres y mujeres no se benefician de la misma manera con los cursos sobre sexualidad diseñados de forma estandarizada (Vallejo y cols., 2001), y también debería considerarse otras identidades no heterosexuales vulnerables tales como las de los homosexuales y bisexuales (Rodríguez, 1991 y 2014; Sánchez-Olvera y Solís-Solís, 2007; Piña-Osorio, 2011).

Tomando en consideración la realidad mexicana, los resultados aquí obtenidos nos llevan a cuestionar sobre el nivel de conocimientos de la

[44] Las cuales han sido reforzadas en la escuela debido a lo expresado en los libros de texto sobre los roles tradicionales de género y la división desigual de las tareas entre sexos.

población que no asiste a la escuela[45], el cual muy posiblemente sea menor. Esta situación es preocupante, debido a los problemas de salud que conllevan las prácticas sexuales inseguras asociadas, en parte, con un bajo nivel de conocimientos sobre la materia.

Tal como lo proponen algunos investigadores, valdría la pena revisar las cifras que sigue arrojando la deficiente educación sexual, medida en término de embarazos precoces, embarazos no deseados, ITS, etc. (Caamaño, 2001; Rodríguez, 2013).

Como consecuencia del bajo conocimiento aquí encontrado sobre la biología de la reproducción en la población estudiantil, no fue entonces sorprendente el resultado que se obtuvo cuando este se asoció con el buen conocimiento que los adolescentes varones tienen sobre el uso del condón, donde pesaron más los conocimientos que ellos poseen sobre la forma de prevención de las infecciones de transmisión sexual. Este resultado puede ser un reflejo de los mensajes masivos difundidos en los medios de comunicación sobre la prevención del VIH/SIDA, cuando este virus se convirtió en un problema de salud pública prioritario. Este hecho denota la falta de una planeación cuidadosa de una estrategia donde se ha dado una visión incompleta sobre la utilidad del uso del condón, y por este motivo posiblemente la población en general asocia los preservativos con la prevención de las ITS que con la prevención del embarazo.

Cuarto, y como corolario de lo anterior, fue relevante encontrar que los factores con mayor peso para que los varones con inicio sexual tengan un buen conocimiento del uso del condón son: los conocimientos que estos poseen sobre la forma de prevención de las ITS, el que los informantes sobre educación sexual hayan sido sus padres juntos y los(as) orientadores(as) o psicólogos(as) de las escuelas, y el entorno en donde viven, crecen y se desarrollan los adolescentes. De alguna forma, estos resultados nos están puntualizando la importancia del espacio de

[45] Desafortunadamente en el país y durante muchas décadas han sido y son muy pocas personas las que han tenido o tienen la oportunidad de estudiar debido a la situación económica y social imperante. De ahí que la población estudiantil mexicana sea una población selecta.

socialización de los estudiantes como punto de partida en sus conocimientos. Es trascendental ahondar más en el mismo, para entender de manera cabal la influencia que este ejerce en los estudiantes adolescentes.

En relación a los padres como informantes relevantes, en una investigación efectuada en estudiantes universitarios se mostró la importancia de la familia como transmisora de historia, memoria, valores y *hábitus* al respecto de la sexualidad juvenil (Taracena-Ruíz, 2005), y otros reconocen que la información procedente de sus padres tiene una alta influencia en su comportamiento (Chávez y Álvarez, 2012). Estos hechos conducen a pensar que la influencia de los progenitores para esta trasmisión de sus saberes debe ser mucho mayor cuando los(as) hijos(as) se encuentran en la etapa de la adolescencia, donde todavía hay una fuerte dependencia familiar. Sin embargo, no debe dejar de reconocerse que en familias tradicionales, la sexualidad continúa siendo un tema escasamente abordado con limitado capital cultural y bajos niveles de escolaridad, y esto ocurre aún en el nivel universitario (Sánchez-Olvera y Solís-Solís, 2007).

Quinto, en este trabajo fue relevante el haber hecho una evaluación de los conocimientos que los estudiantes adolescentes tienen de acuerdo con el tipo de informante y datos recibidos sobre educación sexual. Diversas investigaciones han estudiado la comunicación sobre sexualidad, focalizándose en los informantes; sin embargo, varias de ellas carecen de una evaluación de los conocimientos de acuerdo con el tipo de informante (CONAPO, 1988; MEXFAM, 1999; entre otras).

Sexto, la figura del profesor no resultó ser relevante en el buen conocimiento del uso del condón en los estudiantes con inicio sexual como podría esperarse. Más bien fueron los(as) orientadores(as) o psicólogos(as) los que más contribuyeron. De ahí surge el cuestionamiento de por qué los profesores, siendo los que más interactúan con los alumnos, no ocupan un lugar preponderante para que todos los estudiantes posean conocimientos adecuados. Y esto posiblemente pueda deberse a que existen serias deficiencias en la formación de una gran cantidad de docentes que, de una u otra manera, tienen que abordar temas relacionados con la sexualidad en poblaciones de diferentes edades y niveles socioeconómicos y culturales (Vallejo y cols., 2001).

Algunas investigaciones educativas han demostrado que los modelos tradicionales de educación sexual tienen bajo impacto para evitar o modificar comportamientos de riesgo, ya que se limitan a la sola trasmisión de información medicalizada; desvinculada de aspectos psicoafectivos, socioeconómicos y culturales de la vida, la sexualidad y la reproducción; y se cargan de mensajes negativos para ejercer control (UIESSA, 1996). Desde mucho tiempo antes se había obtenido en un estudio efectuado en 1988, que los estudiantes señalaban a los profesores como una fuente importante de conocimiento sobre la sexualidad y la anticoncepción (60.1%); sin embargo, referían que la información que éstos proporcionaban era incompleta o inapropiada y eran muy pocos profesores (9.6%) los que intercambiaban ideas con los estudiantes sobre estos temas (CONAPO, 1988). Sea por falta de conocimiento o por temor de represalias por parte de los padres de familia, algunos(as) maestros(as) han impartido los temas de sexualidad de manera muy rápida sin profundizar en los contenidos (Juárez y Gayet, 2005), y esa actitud persiste a la fecha en algunos lugares donde el 40.7% de las y los alumnos de secundaria menciona que sus profesores no revisaban en clase el tema de sexualidad responsable (Cantú-González y cols., 2011).

Por otra parte, otro estudio de la Secretaría de Educación de Jalisco efectuado en 93 docentes de 50 escuelas secundarias, se encontró renuencia de parte importante del profesorado para hablar sobre educación sexual (41%) y para contestar las dudas de los adolescentes sobre sexualidad (37%), afirmando que les resultaba embarazoso responder a los alumnos. De igual forma, en otra investigación efectuada a 64 maestros de educación básica, cuyo objetivo era la evaluación de sus conocimientos en educación sexual, se obtuvo una calificación promedio de 3.92 de una escala de 0 a 10, y se subrayaban los prejuicios de los docentes en torno a la masturbación y a la homosexualidad (Caamaño, 2001).

Estos resultados han dado lugar a que varios investigadores señalen la urgente necesidad de llenar los grandes huecos que hay en la educación sexual escolarizada. Se ha enfatizado que más allá de las declaradas insuficiencias o de los temores y tabúes para hablar autorizadamente acerca de la sexualidad, existen limitaciones inherentes a la forma imperante en cómo se mira y vive la sexualidad. Misma que sigue determinando en sectores importantes del magisterio la forma en cómo se imparte la educación sexual, ya que a pesar de todo sigue existiendo una gran desinformación y confusión. Si a esto se agrega el cambio que se ha dado en la forma de impartir la educación para superar la visión centrada en el(la) maestro(a) como portavoz del conocimiento y del alumno como receptor pasivo, a una más activa donde el estudiante tiene voz y voto, esto conlleva grandes retos y superación de inercias de tantos años por parte de los docentes para aprender a construir las respuestas que no tiene para los(as) alumnos(as) que cada vez más cuestionan los contenidos vistos en la escuela (Juárez y Gayet, 2005). Por lo que sería, en principio, recomendable y deseable una mínima revisión bibliográfica sobre educación sexual por parte del profesorado (Caamaño, 2001), una actualización en materia de educación sexual y un seguimiento adecuado de los docentes que imparten educación sexual (Bautista-Hernández, 2008). También se ha propuesto que para una mayor efectividad, la educación sexual debe estar integrada a la educación para la vida, darse formalmente antes de la iniciación de la actividad sexual, considerando la diversidad de valores y preocupaciones de los adolescentes hombres y mujeres, retomando las redes de apoyo social, particularmente familia y pares. La educación sexual debe estar sustentada en teoría científica y en investigación permanente, contar con principios éticos claros, favorecer el ejercicio libre, responsable y placentero de la sexualidad como derecho constitucional y necesariamente tendría que estar ligada y comprometida con las demandas, necesidades y derechos de los(las) adolescentes (UIESSA, 1996).

Aunado a lo anterior, y como muchos investigadores han sugerido, es necesario también oír las voces de los mismos adolescentes. Sus opiniones son de vital relevancia para hacer una mejor planeación del material tratado en clase así como de los elementos que deben contener la capacitación de los profesores para impartir adecuadamente estos temas sensitivos. En una investigación cuyo objetivo era la evaluación de la situación sexual y de salud reproductiva de los estudiantes se utilizó un análisis dinámico contextual obteniéndose la opinión de los jóvenes a través de 16 entrevistas en profundidad y cinco grupos focales. Ellos reconocieron que para la sociedad en su conjunto representa un problema hablar de la sexualidad; sin embargo, la responsabilidad en el ámbito escolar es atribuida a la personalidad de cada maestro en particular, y no al sistema escolar en su conjunto, ni al diseño curricular o de los métodos de enseñanza. Asumiendo el supuesto de que los maestros sienten vergüenza al hablar sobre sexualidad, los estudiantes manifestaron sentir desaliento, desmotivación e incluso evasión en el aprendizaje de los mismos. Señalaron constantemente la censura en los contenidos tratados en las escuelas, y más cuando se relacionaba con el placer. Puntualizaron no haber recibido respuestas cuando cuestionaron a los profesores sobre temas tabú tales como el sexo oral o anal, entre otros. En lo que respecta a la forma de enseñanza, los entrevistados dijeron preferir las clases dinámicas en vez de las formales, donde se efectúan dinámicas teatralizadas dentro de las clases para tratar diversos de salud sexual y reproductiva (Juárez y Gayet, 2005). Las opiniones aquí expresadas por estos adolescentes complementan los resultados encontrados en otras investigaciones; definitivamente una actitud renuente por parte del profesorado para resolver las inquietudes de los estudiantes en temas de sexualidad, repercute en una desinformación que poco ayudará a los adolescentes para enfrentar una vida sexual y reproductiva sana.

VI.1.7 Educación sexual más allá de las aulas escolares

Algunas investigaciones han dado cuenta de los escasos esfuerzos, ya no en investigación, sino en la simple puesta al día del avance de las novedades en materia de educación sexual, hecho que se argumenta que se encuentra ligado en parte a la escasa tradición de trabajar verdaderamente en equipo, ya que la institución escolar está orientada a favorecer los esfuerzos individuales y aislados, sin acciones sostenidas y de carácter colectivo para la reflexión, el análisis y la discusión (Caamaño, 2001). No obstante, alrededor del 2003 algunas instituciones planearon efectuar trabajo en equipo mediante alianzas y convenios, y un ejemplo de una posible mejora en el campo de la educación sexual escolarizada fue la propuesta efectuada por la Secretaría General del CONAPO a la Coordinación General de Capacitación y Actualización de Maestros al Servicio de la SEP (CGCAMS), de un curso general de actualización denominado *Curso en línea: Hablemos de sexualidad en familia*, para ser incluido en la cartera de oferta de cursos de capacitación y actualización promovidos a través de los centros de maestros de las entidades. A solicitud de CGCAMS, el curso fue transformado para ser tomado de forma presencial, y se denominó *Hablemos de sexualidad en la escuela* el cual tenía un duración mínima de 40 horas y estaba dirigido a maestros de la escuela secundaria. Este curso fue iniciado en el ciclo académico 2004-2005, dando un mayor apoyo a los docentes para tener una base de formación adecuada para comprender y explicar a los estudiantes temas vinculados con su desarrollo sexual en la escuela secundaria. Los temas tratados (aspectos teóricos) y las actividades de aprendizaje (metodologías prácticas) vinculaban la temática de la sexualidad y su abordaje con las realidades que los maestros viven a diario en el aula con los alumnos (CONAPO, 2005b). A la fecha no se encontró ninguna investigación que efectúe una evaluación de este curso por lo que no se sabe si el mismo impactó un cambio en el profesorado en la visión tradicional que se le ha dado a la educación sexual por décadas.

Por otro lado, un campo de acción que ha sido muy poco incentivado es el que realizan las Organizaciones No Gubernamentales (ONG's) enfocadas a la realización de cursos de capacitación en materia de educación sexual, así como de la evaluación de los mismos. Este recurso podría ser aprovechado para contribuir en la mejora a la educación sexual otorgada en las escuelas. Desafortunadamente, la capacitación para el personal gubernamental por parte de las ONG's ha sido escasa debido, en parte, a que las condiciones socioeconómicas de México dentro del contexto internacional lo han puesto en un lugar *"no prioritario"* para las Agencias Financiadoras Internacionales en el rubro de investigación-acción, limitando con ello la sistematicidad y cobertura de los mismos. Más aún, la falta de cultura de evaluación de programas y acciones en México ha hecho que las escasas ONG's que reciben presupuesto, hagan evaluaciones puntuales y en el corto plazo, sin la posibilidad de medir el impacto a largo plazo (Juárez y Gayet, 2005).

Estos resultados muestran la necesidad de establecer una estrategia para que todas las acciones de instituciones gubernamentales y no gubernamentales tengan una evaluación de impacto, el cual es el único camino científicamente probado que puede demostrar la efectividad de los programas, y con ello lograr efectuar un cambio de actitud de los docentes para que sean capaces de hablar abiertamente con el alumnado de la sexualidad, libre de tabús y de roles estereotipados de género, y bajo la consideración de respeto de los derechos sexuales y reproductivos de la población adolescente.

VI.2 Uso del condón en la última relación sexual

En este apartado se examina la información proveniente de la "*Encuesta de Salud Reproductiva de los Estudiantes de Educación Secundaria y Media Superior*" llevada a cabo el periodo 2002-2003 por el CRIM/UNAM en escuelas públicas de cinco entidades federativas con alta o muy alta marginación y rezagos demográficos: Chiapas, Guanajuato, Guerrero, Puebla y San Luis Potosí[46]. La muestra total fue de 7,484 estudiantes varones de 13 a 19 años de edad que cursaban de segundo de secundaria a tercer año de bachillerato. El diseño muestral de esta encuesta fue representativo, por lo que los resultados obtenidos son extrapolables a todas las escuelas públicas de las cinco entidades federativas consideradas.

El análisis en este apartado se enfoca a los varones adolescentes de 13 a 19 años de edad que declararon haberse iniciado sexual[47] (20.6%) y los que

[46] La clasificación de las entidades federativas de acuerdo con su índice de marginación la llevó a cabo CONAPO, tomando en consideración las características demográficas sociales y económicas de cada estado. Para mayor información ver CONAPO (2001).

[47] Definida y especificada en el cuestionario autoaplicado a los estudiantes como relación coital (pene – vagina).

dijeron haber tenido más de una relación sexual (11.2%). Debido a que una parte importante de estos últimos podrían haber tenido escasa vida sexual, la información captada podría estar muy alejada de lo que ocurrió recientemente, por lo que también se consideró al grupo de varones adolescentes que tuvieron al menos una relación sexual tres meses antes de la encuesta (8.0%) (Cuadro 6.2.1).

CUADRO 6.2.1

Estudiantes de 13 a 19 años de edad sexualmente activos

	N	%
Población masculina total	7,484	100.0
Población masculina con inicio sexual	1,542	20.6
Población masculina con más de una relación sexual	835	11.2
Población masculina con al menos una relación sexual en los tres meses antes de la encuesta	598	8.0

Estas cifras implican que del total de la población masculina, sólo uno de cada cinco adolescentes varones se habían iniciado sexualmente y de éstos, un poco más de la mitad (54.2%) había tenido más de una relación sexual. Asimismo, dos de cada cinco de los iniciados sexualmente había tenido al menos un encuentro sexual tres meses antes de la aplicación de la encuesta (38.8%).

VI.2.1 Características demográficas y socioeconómicas de los varones adolescentes

Antes de proceder a examinar la información referente al uso del condón, se describirán las características generales de los varones sexualmente activos respecto al total de estudiantes adolescentes del mismo sexo.

VI.2.1.1 Perfil de todos los estudiantes, de los no iniciados sexualmente, de los iniciados sexualmente y de los sexualmente activos y buen conocimiento del uso del condón

Los principales hallazgos encontrados en los perfiles demográficos y socioeconómicos de los estudiantes con inicio sexual, de los que habían tenido más de una relación sexual y de los que habían tenido al menos una relación sexual tres meses antes de la encuesta muestran que éstos son muy similares entre ellos y contrastantes con los perfiles de todos los estudiantes y aquellos sin experiencia sexual, ya que la mayoría tenían más edad (15 a 16 y de 17 a 19 años), y como consecuencia de sus edades gran parte de ellos habían aprobado de 9 a 11 años de estudio. En menor proporción estudiaban y trabajaban al mismo tiempo, habitaban principalmente en Chiapas, y asistían más a escuelas públicas consideradas urbanas. Respecto al estrato socioeconómico, aunque gran parte pertenecía al sector más desfavorable, una mayor proporción también estaba posesionada en el estrato alto, y en cuanto a la religión un poco más estudiantes señalaron no profesar ninguna respecto a todos los varones adolescentes y los no iniciados sexualmente (Cuadro 6.2.2). Las características demográficas y socioeconómicas del conjunto de varones con vida sexual muestran en cierta forma un perfil asociado con *"la modernidad" ya que son* adolescentes de mayor escolaridad, urbanos, de estrato socioeconómico alto y sin arraigo a alguna creencia religiosa (Rodríguez, 2014).

Además de las características demográficas y socioeconómicas de los varones adolescentes, también se indagó sobre el buen conocimiento que los mismos tenían sobre el uso del condón[48], obteniéndose diferencias acentuadas entre todos aquellos varones con alguna experiencia sexual respecto al total de estudiantes y a los que no habían tenido ninguna experiencia coital. De esta forma, 83.5% de los estudiantes con iniciación

[48] Para mayor información sobre este indicador ver los capítulos de Datos y Metodología (operacionalización de los datos) y de Educación Sexual.

sexual, 86.4% de los que habían tenido más de una relación sexual y 87.6% de los que habían tenido al menos una relación sexual tres meses antes de la encuesta tenían un buen conocimiento del uso del condón en contraste con 59.9% de los no iniciados sexualmente y 64.1% de todos los estudiantes (Cuadro 6.2.2).

CUADRO 6.2.2

Características demográficas y socioeconómicas de los estudiantes varones de 13 a 19 años de edad según su práctica sexual

Características	Total	N (7,484)	Sin ninguna relación sexual	N (5,808)	Al menos una rel. sexual	N (1,542)
Edad						
13-14	44.2	3,304	50.4	2,929	20.6	316
15-16	40.1	3,004	38.9	2,259	44.7	690
17-19	15.7	1,176	10.7	620	34.7	536
Total	100.0		100.0		100.0	
Años de estudio aprobados						
Siete años	36.0	2,691	40.3	2,338	19.8	304
Ocho años	29.5	2,213	31.5	1,832	22.1	341
Nueve a once años	34.5	2,580	28.2	1,638	58.1	897
Total	100.0		100.0		100.0	
Estudia y trabaja						
Sólo estudia	43.9	3,283	43.0	2,497	49.3	760
Estudia y trabaja	56.1	4,201	57.0	3,311	50.7	782
Total	100.0		100.0		100.0	
Entidad de residencia						
Chiapas	22.7	1,698	19.1	1,110	36.0	556
Guanajuato	18.7	1,399	20.7	1,202	12.7	195
Guerrero	22.7	1,698	23.6	1,371	21.1	325
Puebla	22.2	1,663	22.9	1,332	19.5	301
San Luis Potosí	13.7	1,026	13.7	793	10.7	165
Total	100.0		100.0		100.0	
Lugar donde estudian						
Hasta 14,999 habitantes	45.4	3,395	46.8	2,714	39.4	607
15,000 habitantes y más	54.6	4,089	53.2	3,094	60.6	935
Total	100.0		100.0		100.0	
Estrato socioeconómico						
Bajo	43.3	3,238	44.7	2,596	40.3	621
Medio	24.0	1,793	24.5	1,421	23.5	362
Alto	25.8	1,932	24.7	1,435	31.1	480
No especificado	6.9	521	6.1	356	5.1	79
Total	100.0		100.0		100.0	
Religión						
Otra	15.2	1,133	14.0	811	14.6	225
Ninguna	18.5	1,388	18.0	1,044	21.7	335
Católica	66.3	4,963	68.0	3,953	63.7	983
Total	100.0		100.0		100.0	
Buen conocim. uso condón						
No	35.9	2,684	40.1	2,330	16.5	255
Sí	64.1	4,800	59.9	3,478	83.5	1,288
Total	100.0		100.0		100.0	

CONTINUACIÓN CUADRO 6.2.2				
Características	**Más de una relación sexual**	**N (835)**	**Al menos una relación sexual 3 meses antes encuesta**	**N (598)**
Edad				
13-14	14.3	120	15.4	92
15-16	43.6	364	46.3	277
17-19	42.1	351	38.3	229
Total	100.0		100.0	
Años de estudio aprobados				
Siete años	16.1	134	16.5	99
Ocho años	19.8	165	22.1	132
Nueve a once años	64.1	536	61.4	367
Total	100.0		100.0	
Estudia y trabaja				
Sólo estudia	52.4	437	52.3	313
Estudia y trabaja	47.6	398	47.7	285
Total	100.0		100.0	
Entidad de residencia				
Chiapas	42.9	359	38.8	232
Guanajuato	11.1	93	11.7	71
Guerrero	16.5	138	18.1	108
Puebla	18.9	158	19.0	113
San Luis Potosí	10.4	87	12.4	74
Total	100.0		100.0	
Lugar donde estudian				
Hasta 14,999 habitantes	39.1	326	39.3	235
15,000 habitantes y más	60.9	509	60.7	363
Total	100.0		100.0	
Estrato socioeconómico				
Bajo	38.3	320	39.3	235
Medio	21.8	182	22.9	137
Alto	33.6	280	32.7	196
No especificado	6.3	53	5.1	30
Total	100.0		100.0	
Religión				
Otra	16.0	134	14.4	87
Ninguna	20.8	174	19.6	117
Católica	63.1	527	65.9	394
Total	100.0		100.0	
Buen conocim. uso condón				
No	13.6	113	12.4	74
Sí	86.4	722	87.6	524
Total	100.0		100.0	

VI.2.1.2 Uso del condón en la primera y/o última relación sexual

Centrando la atención en los varones adolescentes con iniciación sexual se averiguó si los mismos habían usado el condón en su primer y/o último encuentro sexual. Se obtuvo que 62.3% de ellos usó el condón en su primer coito, 37.5% en el último, y 27.1% usó el preservativo tanto en el primero como en el último coito (Cuadro 6.2.3).

Una información más cercana de la situación más recientemente se refiere a los varones que tuvieron al menos una relación sexual tres meses antes de la encuesta, obteniéndose que el 27.2% lo usaron en la última relación sexual, y 19.8% tanto en la primera como en la última (Cuadro 6.2.3).

CUADRO 6.2.3
Estudiantes de 13 a 19 años de edad sexualmente activos que usaron un condón en la primera y en la última relación sexual

	N	%
Población masculina con inicio sexual	1,542	100.0
Población masculina que usó el condón en la primera relación sexual	960	62.3
Población masculina que usó el condón en la última relación sexual	578	37.5
Población masculina que usó el condón en la primera y en la última relación sexual	418	27.1
Población masculina que usó el condón en la última relación sexual en los tres meses anteriores a la entrevista	419	27.2
Población masculina que usó el condón en la primera y en la última relación sexual en los tres meses anteriores a la entrevista	305	19.8

VI.2.1.3 Perfil de los varones con más de una relación sexual que usaron el condón en la última relación sexual y buen conocimiento del uso del condón

Con el fin de conocer cuáles son las características de la población varonil adolescente que usó del condón en la última relación sexual, en el cuadro 6.2.4 se presenta el perfil de los varones con más de una relación sexual que lo usaron. Tomando en consideración que una parte importante estos adolescentes tuvieron su última relación sexual en una fecha muy alejada a la fecha de la entrevista, también se consideró en el análisis al grupo de varones adolescentes que tuvieron al menos una relación sexual tres meses antes de la encuesta. La información del primer grupo puede dar una idea general de lo que ocurre entre los adolescentes; no obstante, la información más fidedigna se obtiene de aquellos estudiantes que usaron el condón tres meses antes de la encuesta (Cuadro 6.2.4).

El perfil de los varones adolescentes con más de una relación sexual que usaron el condón en su último encuentro sexual es muy similar al de los iniciados sexualmente: tenían de 15 a 16 y de 17 a 19 años de edad (43.6% y 40.2%, respectivamente). Gran parte de ellos había aprobado de nueve a once años de estudio (64.8%), y un poco menos de la mitad estudiaba y trabajaba (48.8%). Cerca de la mitad provenía de Chiapas, y alrededor de dos terceras partes del total vivía en localidades de 15,000 o más habitantes (61.1%) y profesaban la religión católica (65.3%), aunque un poco más de quinta parte señaló no tener ninguna religión. A pesar de la diferencia de los perfiles anteriormente descritos, la proporción de estudiantes varones es muy similar en el estrato socioeconómico bajo y alto (37.5% y 36.1%, respectivamente). En relación a su conocimiento sobre el uso del condón, los estudiantes presentaron un alto porcentaje de buen conocimiento sobre éste (89.2%) (Cuadro 6.2.4).

Ahora bien, centrando el análisis en los adolescentes varones que usaron el condón en la última relación sexual tres meses antes de la encuesta sus características presentan un patrón similar al perfil anteriormente descrito. Las únicas diferencias encontradas fueron que cerca de la mitad pertenecían al grupo de edad 15-16 (46.7%), por lo que había un poco más de varones que tenían aprobados ocho años de educación escolarizada (21.5%), aunque predominantemente gran parte de los estudiantes habían aprobado de nueve a once años (61.2%). Estos estudiantes pertenecían básicamente al estrato socioeconómico bajo (38.7%), y en similar proporción poseían un buen conocimiento del uso del condón (88.6%) (Cuadro 6.2.4).

CUADRO 6.2.4 **Características demográficas y socioeconómicas de los estudiantes varones de 13 a 19 años de edad que usaron condón en la última relación sexual**				
Características	**Usó condón en la última relación sexual**	**N (578)**	**Usó condón en la última relación sexual 3 meses antes de la encuesta**	**N (419)**
Edad				
13-14	16.2	94	16.9	70
15-16	43.6	252	46.7	196
17-19	40.2	232	36.4	153
Total	100.0		100.0	
Años de estudio aprobados				
Siete años	16.1	92	17.3	73
Ocho años	19.1	111	21.5	90
Nueve a once años	64.8	375	61.2	256
Total	100.0		100.0	
Estudia y trabaja				
Sólo estudia	51.2	296	50.2	210
Estudia y trabaja	48.8	282	49.8	209
Total	100.0		100.0	
Entidad de residencia				
Chiapas	45.0	260	41.9	176
Guanajuato	13.0	75	13.4	56
Guerrero	13.8	80	14.4	60
Puebla	17.5	101	17.9	75
San Luis Potosí	10.7	62	12.4	52
Total	100.0		100.0	
Lugar donde estudian				
Hasta 14,999 habitantes	38.9	225	41.5	174
15,000 habitantes y más	61.1	353	58.5	245
Total	100.0		100.0	
Estrato socioeconómico				
Bajo	37.5	217	38.7	162
Medio	21.1	122	24.2	101
Alto	36.1	209	33.0	138
No especificado	5.3	30	4.1	18
Total	100.0		100.0	
Religión				
Otra	12.9	75	11.7	49
Ninguna	21.8	126	21.1	88
Católica	65.3	377	67.2	282
Total	100.0		100.0	
Buen conocimiento uso condón				
No	10.8	62	11.4	48
Sí	89.2	516	88.6	371
Total	100.0		100.0	

VI.2.2 Factores asociados al uso del condón en la última relación sexual

Una vez descritos los perfiles demográficos y socioeconómicos de los varones adolescentes iniciados sexualmente, y el de los usuarios del condón en la última relación sexual, ahora se procederá a utilizar la teoría del modelo ecológico modificado para buscar cuáles de estas características se asocian con el uso del condón en la última relación sexual. En este apartado se utiliza la información de todos los adolescentes con más de una relación sexual como un *proxy* de lo que alguna vez aconteció en su vida; no obstante, los resultados más cercanos a lo que ocurre en esta población proviene del análisis efectuado en los adolescentes varones con al menos una relación sexual tres meses antes de la encuesta, por lo que también serán considerados.

VI.2.2.1 Modelo ecológico modificado

El modelo ecológico modificado propuesto por Aral y Gorbach (2002) parte de la teoría expuesta por Rademaker y colaboradores (1992) y desarrollada más tarde por Ingham y Van Zessen (1997), en donde se identifican un número de factores que contribuyen a un total entendimiento y explicación de la conducta sexual y cuyo objetivo de interés no es el proceso de decisión individual sino la interacción por sí misma. Con base en esto, Aral y Gorbach proponen que la interacción sexual está afectada por factores que están en diferentes esferas: la individual, la de su pareja, la de su entorno social y la de la comunidad. Y afirman que la yuxtaposición de las distintas esferas representa la gama de niveles en los cuales ocurre el comportamiento sexual de riesgo[49]. En este trabajo se efectuó una adaptación del esquema propuesto por estos autores de acuerdo con la información disponible en la encuesta analizada, y se consideraron tres esferas: la individual, la de la pareja y la del entorno social[50].

---

[49] Para mayor información ver el capítulo del Marco Conceptual.

[50] Para mayor información ver el capítulo del Marco Conceptual.

Esfera individual

Con el objeto de indagar cuáles factores de la esfera individual están asociados con el uso del condón en el cuadro 6.2.5 se presentan las características de todos los adolescentes que tuvieron más de una relación sexual y también de los que al menos tuvieron una relación sexual tres meses antes de la encuesta. Los principales hallazgos obtenidos del análisis bivariado en el primer grupo fue encontrar significancia estadística del uso del condón en la última relación sexual con la edad, la entidad de residencia, el tener buen conocimiento del uso del condón, el haber usado condón en la primera relación sexual y el no haber vivido la experiencia de embarazar a alguien.

De esta forma, los varones de 13 a 14 años de edad con más de una relación sexual reportaron mayor uso del condón en la última relación sexual (79.0%) que sus coetáneos de mayor edad (p=0.031). También hubo un patrón diferenciado de uso del condón por lugar de residencia, usándolo en mayor proporción los adolescentes varones que habitaban principalmente en Guanajuato, Chiapas y San Luís Potosí (80.6%, 72.6% y 71.3%, respectivamente) (p=0.001) respecto a los de Puebla y Guerrero (Cuadro 6.2.5).

Del mismo modo hubo diferencias en el uso del preservativo en el último coito según su conocimiento y uso del condón en la primera relación sexual, observándose un mayor reporte de uso del condón cuando se tenía un buen conocimiento (71.5%), o cuando se había usado en la iniciación sexual (86.4%) respecto a los que no tenían un buen conocimiento ni lo habían usado en su debut sexual (p=0.000), respectivamente (Cuadro 6.2.5).

Asimismo, aquellos varones que no habían embarazado alguna vez a una mujer hacían un mayor uso del preservativo en la última relación sexual (70.8%) respecto a los que sí habían tenido dicha experiencia (p=0.000) (Cuadro 6.2.5).

A diferencia del perfil anterior, en el caso de los varones adolescentes con al menos una relación sexual tres meses antes de la entrevista, se encontró significancia estadística entre el uso del condón en el último encuentro sexual y la entidad de residencia, el uso del condón en la primera relación sexual y el no haber embarazado a alguien.

Así, los adolescentes varones con al menos una relación sexual tres meses antes de la entrevista que habitaban en Guanajuato, Chiapas y San Luís Potosí (80.0%, 75.5% y 70.3%, respectivamente) son los que más usaron condón en la última relación sexual ($p=0.001$) respecto a los de Puebla y Guerrero. De igual modo, los que usaron el preservativo en su debut sexual lo usaron más (86.4%) en su última relación sexual ($p=0.000$) en comparación de los que no lo usaron en su iniciación sexual. Además, los adolescentes que no vivieron la experiencia de un embarazo hicieron un mayor uso del condón en su último coito (71.6%) que los que sí la vivieron ($p=0.006$) (Cuadro 6.2.5).

CUADRO 6.2.5

Porcentaje de estudiantes varones de 13 a 19 años de edad con más de una relación sexual y con al menos una relación sexual tres meses antes de la entrevista que usaron el condón en la última relación sexual según características de la esfera individual

Características	Con más de una relación sexual: % Usó condón en la última relación sexual	n	p	Con al menos una relación sexual 3 meses antes de la encuesta: % Usó condón última rel. sexual 3 meses antes de la encuesta	n	p
Con inicio sexual	69.2	578		70.2	419	
Edad			0.031			0.179
13-14	79.0	94		77.2	72	
15-16	69.0	252		70.8	196	
17-19	66.1	232		66.8	153	
Años de estudio aprobados			0.534			0.872
Hasta ocho años	67.9	203		70.6	163	
Nueve a once años	70.0	375		69.9	256	
Estudia y trabaja (autosuficiencia)			0.306			0.108
Sólo estudia	67.6	296		67.3	210	
Estudia y trabaja	70.9	282		73.3	209	
Entidad de residencia			0.001			0.001
Chiapas	72.6	260		75.5	176	
Guanajuato	80.6	75		80.0	56	
Guerrero	58.0	80		55.6	60	
Puebla	63.9	101		66.4	75	
San Luis Potosí	71.3	62		70.3	52	
Lugar donde estudian			0.813			0.088
Hasta 14,999 habitantes	68.7	225		74.0	174	
15,000 habitantes y más	69.5	353		67.5	245	
Estrato socioeconómico			0.132			0.619
Bajo	67.8	217		68.9	162	
Medio	67.0	122		73.7	101	
Alto	74.4	209		70.4	138	

CONTINUACIÓN CUADRO 6.2.5						
	Con más de una relación sexual			Con al menos una relación sexual 3 meses antes encuesta		
Características	**% Usó condón en la última relación sexual**	**n**	**p**	**% Usó condón última rel. sexual 3 meses antes de la encuesta**	**n**	**p**
Dejó casa paterna por más de 6 meses			0.174			0.691
Sí	63.3	62		68.1	49	
No	70.0	516		70.3	370	
Buen conocimiento del uso del condón			0.000			0.285
No	54.9	62		64.9	48	
Sí	71.5	516		70.9	371	
Edad a la primera relación sexual			0.368			0.142
< = 14	70.5	340		73.2	249	
15-16	66.4	196		65.4	140	
17-19	73.7	42		68.2	30	
Usó condón en la primera relación sexual			0.000			0.000
No	45.6	160		46.5	114	
Sí	86.4	418		86.4	305	
Alguna vez embarazó a alguien			0.000			0.006
Sí	46.3	25		51.2	21	
No	70.8	553		71.6	398	

Para ver el sentido de las asociaciones estadísticas encontradas, ahora se procederá a efectuar un análisis de regresión logística con todos los factores incluidos en la esfera individual mediante el cálculo de las razones de momios.

Los principales hallazgos encontrados en el análisis bivariado en los estudiantes que tuvieron más de una relación sexual muestran que los varones que viven en Chiapas y Guanajuato (RM=1.93, p=0.036 y RM=3.02, p=0.003), los que tienen un buen conocimiento sobre el uso del condón (RM=2.05, p=0.007), los que usaron el condón en la primera relación sexual (RM=7.53, p=0.000), y los que no embarazaron a alguien (RM=2.82, p=0.009) tienen mayor posibilidad de usar el condón en la última relación sexual respecto a los que viven en Guerrero, los que no tienen buen conocimiento sobre el uso del condón, los que no usaron condón en su debut sexual, y los que embarazaron a alguien, respectivamente. En cambio los varones de 17 a 19 años de edad son los que tienen menos posibilidad de uso del preservativo respecto a los más jóvenes (RM=0.52, p=0.040) (Cuadro 6.2.6).

Al ajustar por todas las características consideradas en el análisis bivariado, los principales hallazgos encontrados del análisis multivariado muestran que los adolescentes de 15 a 16 y de 17 a 19 años de edad con más de una relación sexual tienen 52% y 61% menos posibilidad de usar el condón en la última relación sexual respecto los varones de 13 a 14 años, respectivamente (Cuadro 6.2.6). Asimismo, los estudiantes de Guanajuato tienen cerca de tres veces más la posibilidad de uso del condón en la última relación sexual respecto a los de Guerrero (RM=2.87, p=0.011). También se obtuvo que los varones que tienen buen conocimiento del uso del condón tienen dos veces más la posibilidad de uso del condón en la última relación sexual respecto a los que no tienen un buen conocimiento (RM=2.20, p=0.025) y los varones que usaron el condón en la primera relación sexual tienen cerca de ocho veces más la posibilidad de uso en su última relación sexual en relación con los que no lo usaron en su iniciación sexual (RM=7.77, p=0.000). De igual forma, los adolescentes que no habían vivido la experiencia de embarazo tienen el doble de posibilidad de uso del condón en la última relación sexual respecto a los que sí la vivieron (RM=2.36, p=0.040) considerando las demás características del cuadro 6.2.6.

En el caso de los estudiantes que tuvieron al menos una relación sexual tres meses antes de la encuesta, los principales hallazgos encontrados en el análisis bivariado muestran que los varones que viven en Guanajuato y Chiapas (RM=3.13, p=0.009 y RM=2.44, p=0.017), los que usaron el condón en la primera relación sexual (RM=7.26, p=0.000), y los que no embarazaron a alguien (RM=2.47, p=0.052) tienen mayor posibilidad de usar el condón en la última relación sexual respecto a los que viven en Guerrero, los que no usaron condón en su debut sexual, y los que embarazaron a alguien, respectivamente (Cuadro 6.2.6).

Al ajustar por todas las características consideradas del análisis bivariado, los principales resultados encontrados del análisis multivariado, en los varones con al menos una relación sexual tres meses antes de la encuesta, muestran que los estudiantes de Guanajuato tienen cerca de tres veces más la posibilidad de uso del condón en la última relación sexual respecto a los de Guerrero (RM=2.87, p=0.020), y que los varones que usaron el condón en la primera relación sexual tienen cerca de ocho veces más la posibilidad de uso en su última relación sexual en relación con los que no lo usaron en su iniciación sexual (RM=7.48, p=0.000) considerando las demás características del cuadro 6.2.6.

A diferencia del modelo de todos los estudiantes con más de una relación sexual, en el caso de los que tuvieron al menos una relación sexual tres meses antes de la entrevista, sólo dos características fueron significativas para su uso.

En suma, en la esfera individual el factor de mayor peso para el uso del condón en la última relación sexual es el uso del preservativo en el debut sexual.

CUADRO 6.2.6

Razones de momios del uso del condón en la última relación sexual en estudiantes varones de 13 a 19 años de edad según características de la esfera individual

	Con más de una relación sexual				Con al menos una relación sexual 3 meses antes de la encuesta			
	Usó condón en la última relación sexual				Usó condón en la última relación sexual 3 meses antes de la encuesta			
	Análisis bivariado		Análisis multivariado		Análisis bivariado		Análisis multivariado	
Características	**RM**	**p**	**RM**	**p**	**RM**	**p**	**RM**	**p**
Edad								
13-14	1.00		1.00		1.00		1.00	
15-16	0.61	0.121	0.48	0.031	0.72	0.392	0.60	0.203
17-19	0.53	0.040	0.39	0.017	0.60	0.163	0.46	0.101
Años de estudio aprobados								
Hasta ocho años	1.00		1.00		1.00		1.00	
Nueve a once años	1.10	0.654	1.27	0.387	0.98	0.930	1.10	0.763
Estudia y trabaja (autosuficiencia)								
Sólo estudia	1.00		1.00		1.00		1.00	
Estudia y trabaja	1.17	0.452	0.95	0.826	1.34	0.250	1.07	0.804
Entidad de residencia								
Guerrero	1.00		1.00		1.00		1.00	
Chiapas	1.93	0.036	1.29	0.439	2.44	0.017	1.71	0.159
Guanajuato	3.02	0.003	2.87	0.011	3.13	0.009	2.87	0.020
Puebla	1.29	0.444	0.98	0.956	1.55	0.265	1.17	0.692
San Luis Potosí	1.79	0.113	1.22	0.613	1.83	0.140	1.39	0.446
Lugar donde estudian								
Hasta 14,999 habitantes	1.00		1.00		1.00		1.00	
15,000 habitantes y más	1.03	0.870	0.73	0.252	0.73	0.188	0.64	0.149
Dejó casa paterna por más de 6 meses								
Sí	1.00		1.00		1.00		1.00	
No	1.36	0.310	0.94	0.880	1.10	0.781	0.61	0.221

CONTINUACIÓN CUADRO 6.2.6								
	Con más de una relación sexual				Con al menos una relación sexual 3 meses antes de la encuesta			
	Usó condón en la última relación sexual				Usó condón en la última relación sexual 3 meses antes de la encuesta			
	Análisis bivariado		Análisis multivariado		Análisis bivariado		Análisis multivariado	
Características	RM	p	RM	p	RM	p	RM	p
Buen conocimiento del uso del condón								
No	1.00		1.00		1.00		1.00	
Sí	2.05	0.007	2.20	0.025	1.33	0.357	1.45	0.244
Usó condón en la primera relación sexual								
No	1.00		1.00		1.00		1.00	
Sí	7.53	0.000	7.77	0.000	7.26	0.000	7.48	0.000
Alguna vez embarazó a alguien								
Sí	1.00		1.00		1.00		1.00	
No	2.82	0.009	2.36	0.040	2.47	0.052	1.51	0.356

RM = Razones de Momios.

Esfera de la pareja

Para el análisis de la esfera de la pareja se consideraron dos factores propuestos por Aral y Gorbach (2002)[51] que tienen que ver con la comunicación de la pareja: la toma de decisión para el uso del método y la obtención del mismo.

En relación con el grupo de todos los adolescentes que tuvieron más de una relación sexual, en el análisis bivariado se encontró significancia estadística en cada uno de los dos factores analizados, obteniendo un mayor porcentaje de uso del condón en la última relación sexual en los varones adolescentes cuando ellos y sus parejas tomaron juntos la decisión de usar el método en comparación con los que no la consensaron juntos (92.1% *versus* 46.4%, p=0.000), y esta misma tendencia se obtuvo cuando los varones adolescentes consiguieron, junto con sus parejas, el condón

[51] Para mayor información ver el capítulo del Marco Conceptual.

respecto a los que lo obtuvieron ellos solos o sus parejas solas (89.6% *versus* 62.7%, p=0.000) (Cuadro 6.2.7).

En el caso de los adolescentes varones que tuvieron al menos una relación sexual tres meses antes de la encuesta se obtuvo un patrón similar en donde hay un mayor uso cuando ellos junto con sus parejas tomaron la decisión de usar el método respecto a los que no la toman juntos (92.7% *versus* 45.3%, p = 0.000), y esta misma tendencia se obtuvo cuando los varones adolescentes consiguieron el condón junto con sus parejas, en comparación con los que lo obtuvieron ellos solos o sus parejas solas (88.7% *versus* 63.8%, p = 0.000) (Cuadro 6.2.7).

No se encontraron grandes diferencias entre los dos grupos en los dos factores considerados.

CUADRO 6.2.7

Porcentaje de estudiantes varones de 13 a 19 años de edad con más de una relación sexual y con al menos una relación sexual tres meses antes de la entrevista que usaron el condón en la última relación sexual según características de la esfera de la pareja

Características	Con más de una relación sexual			Con al menos una relación sexual 3 meses antes de la encuesta		
	% Usó condón en la última relación sexual	n	p	% Usó condón en la última relación sexual 3 meses antes de la encuesta	n	p
Con inicio sexual	69.2	578		70.2	419	
Ambos tomaron la decisión para usar el método anticonceptivo			0.000			0.000
No	46.4	194		45.3	129	
Sí	92.1	384		92.7	291	
Ambos consiguieron el método anticonceptivo			0.000			0.000
No	62.7	397		63.8	285	
Sí	89.6	181		88.7	134	

Los principales hallazgos encontrados en el análisis bivariado del grupo de adolescentes que tuvieron más de una relación sexual muestran que cuando los varones adolescentes toman la decisión junto su pareja del uso del método tienen la posibilidad de cerca de 14 veces más de usar el condón en la última relación sexual en comparación con los que no lo deciden junto con su pareja (RM=13.52, p=0.000). Y cuando los varones adolescentes junto su pareja consiguen el método tienen cinco veces más la posibilidad de usarlo en la última relación sexual en comparación con los que no lo consiguen con su pareja (RM=5.09, p=0.000) (Cuadro 6.2.8).

Respecto al análisis multivariado, llama la atención que cuando se efectúa el análisis tomando en consideración ambas características de forma conjunta, solamente resulta ser relevante el hecho de que los varones junto con sus parejas tomen la decisión de usar el método. Así, si ambos toman la decisión de usar el método, tienen cerca de doce veces más de posibilidad de usar el condón en la última relación sexual (RM=11.59, p=0.000) con respecto a lo que no toman juntos la decisión de uso (Cuadro 6.2.8).

En el caso de los varones adolescentes que tuvieron al menos una relación sexual tres meses antes de la encuesta, los principales hallazgos encontrados en el análisis bivariado muestran un patrón similar al anteriormente descrito. De esta forma cuando los varones adolescentes toman la decisión junto su pareja del uso del método tienen la posibilidad de cerca de 16 veces más de usar el condón en la última relación sexual en comparación con los que no lo deciden junto con su pareja (RM=15.49, p=0.000). Y cuando los varones adolescentes junto su pareja consiguen el método tienen cerca de cinco veces más la posibilidad de usarlo en la última relación sexual en comparación con los que no lo consiguen con su pareja (RM=4.61, p=0.000) (Cuadro 6.2.8).

Al efectuar el análisis multivariado en los varones adolescentes que tuvieron al menos una relación sexual tres meses antes de la encuesta, nuevamente se vuelve a encontrar un patrón similar al del grupo anterior, ya que al considerar ambas características en forma conjunta, solamente resulta ser relevante el hecho de que los varones junto con sus parejas tomen la decisión de usar el método. Así, si ambos toman la decisión de usar el método, tienen cerca de catorce veces más de posibilidad de usar el condón en la última relación sexual (RM=13.72, p=0.000) con respecto a lo que no toman juntos la decisión de uso (Cuadro 6.2.8).

En suma, en la esfera de la pareja el factor de mayor peso para el uso del condón en la última relación sexual fue que los varones adolescentes junto con sus parejas tomen la decisión de usarlo.

CUADRO 6.2.8

Razones de momios del uso del condón en la última relación sexual en estudiantes varones de 13 a 19 años de edad según características de la esfera de la pareja

	Con más de una relación sexual				Con al menos una relación sexual 3 meses antes de la encuesta			
	Usó condón en la última relación sexual				Usó condón en la última relación sexual 3 meses antes de la encuesta			
	Análisis bivariado		Análisis multivariado		Análisis bivariado		Análisis multivariado	
Características	**RM**	**p**	**RM**	**p**	**RM**	**p**	**RM**	**p**
Ambos tomaron la decisión para usar el método anticonceptivo								
No	1.00		1.00		1.00		1.00	
Sí	13.52	0.000	11.59	0.000	15.49	0.000	13.72	0.000
Ambos consiguieron el método anticonceptivo								
No	1.00		1.00		1.00		1.00	
Sí	5.09	0.000	1.63	0.185	4.61	0.000	1.48	0.363

RM = Razones de Momios.

Esfera del entorno social

Para el análisis de la esfera del entorno social se tomaron en consideración la normatividad social, la composición del hogar, la presencia de ambos padres en el hogar, la presencia de hermanos y hermanas mayores y la religión,[52] (Cuadro 6.2.9). Los principales resultados en el análisis bivariado en los estudiantes con más de una relación sexual fueron encontrar un mayor porcentaje de uso en los varones adolescentes cuando tenían una normatividad moderna sobre la virginidad de la mujer (73.7%, p=0.006), cuando tenían hermanas mayores (72.7%, p=0.044) y no profesaban ninguna religión o la religión católica (72.4% y 71.5%, respectivamente, p=0.001) respecto a los que tenían una normatividad tradicional sobre la virginidad femenina, a los que no tenían hermanas mayores y a los que profesaba alguna religión, respectivamente (Cuadro 6.2.9).

Si ahora se consideran a los adolescentes que tuvieron al menos una relación sexual tres meses antes de la encuesta, en el análisis bivariado también se obtiene un mayor porcentaje de uso del condón en los que tenían una normatividad moderna sobre la virginidad de la mujer (75.7%, p=0.003), así como en aquellos varones que los no profesaban ninguna religión o la religión católica (75.2% y 71.4%, respectivamente, p=0.012) respecto a los que tenían una normatividad tradicional sobre la virginidad de la mujer y profesaban otra religión diferente a la católica (Cuadro 6.2.9).

[52] Para mayor información ver el capítulo del Marco Conceptual.

CUADRO 6.2.9 Porcentaje de estudiantes varones de 13 a 19 años de edad con más de una relación sexual y con al menos una relación sexual tres meses antes de la entrevista que usaron el condón en la última relación sexual según características de la esfera del entorno social						
	Con más de una relación sexual			Con al menos una relación sexual 3 meses antes de la encuesta		
Características	% Usó condón en la última relación sexual	n	p	% Usó condón en la última relación sexual 3 meses antes de la encuesta	n	p
Con inicio sexual	69.2	578		70.2	419	
Normatividad sobre la virginidad de la mujer			0.006			0.003
Tradicional	64.8	276		64.6	195	
Moderna	73.7	302		75.7	224	
Normatividad sobre la realización del aborto			0.617			0.863
Tradicional	68.6	347		70.5	258	
Moderna	70.2	231		69.8	162	
Presencia de ambos padres en el hogar			0.223			0.879
Ni padre ni madre	58.8	30		69.4	25	
Sólo padre o sólo madre	71.6	111		72.0	85	
Padre y madre	69.4	437		69.7	310	
Tiene hermanos mayores			0.763			0.522
No	68.7	268		68.8	190	
Sí	69.7	308		71.2	228	
Tiene hermanas mayores			0.044			0.069
No	66.2	305		67.2	227	
Sí	72.7	271		74.0	191	
Religión			0.001			0.012
Otra	56.0	75		57.0	49	
Ninguna	72.4	126		75.2	88	
Católica	71.5	377		71.4	282	

Para ver el sentido de las asociaciones estadísticas encontradas, ahora se procederá a efectuar un análisis de regresión logística con todos los factores incluidos en la esfera del entorno social mediante el cálculo de las razones de momios.

Los principales hallazgos encontrados en el análisis bivariado en los estudiantes con más de una relación sexual muestran que los varones que tienen una normatividad moderna sobre la virginidad de la mujer (RM=1.52, p=0.049) y no profesan ninguna religión o son católicos (RM=2.11, p=0.031 y RM=2.01, p=0.016, respectivamente) tienen una mayor posibilidad de uso respecto a los que tienen una normatividad tradicional sobre la virginidad femenina y profesan otra religión (Cuadro 6.2.10).

Al efectuar el análisis multivariado, sólo se obtuvo que los varones que no tienen ninguna religión o profesan la religión católica tienen dos veces la posibilidad de uso del condón en la última relación sexual (RM=2.01, p=0.043 y RM=1.94, p=0.023, respectivamente) respecto a los tienen otro culto religioso (Cuadro 6.2.10).

En el caso del grupo de estudiantes que al menos tuvieron una relación sexual tres meses antes de la entrevista, en el análisis bivariado se encuentra que los varones que tienen una normatividad moderna sobre la virginidad de la mujer (RM=1.71, p=0.038) tienen una mayor posibilidad de uso del condón en la última relación sexual respecto a los que tienen una normatividad tradicional sobre la virginidad femenina. De igual forma, los que no practican ninguna religión tienen una mayor posibilidad de uso (RM=2.32, p=0.043) respecto a los que profesan una religión diferente a la católica (Cuadro 6.2.10).

Cuando se analizan todos los factores de manera conjunta, se obtiene que los varones adolescentes que tuvieron al menos una relación sexual tres meses antes de la encuesta con normatividad moderna sobre la virginidad de la mujer tienen 77% más de posibilidad de usar el condón respecto a los de normatividad tradicional (RM=1.77, p=0.026) y los estudiantes que no practican ninguna religión o son católicos están más propensos a usar el condón el doble de veces (RM=2.58, p=0.023 y RM=2.04, p=0.042, respectivamente) que los que profesan alguna otra religión (Cuadro 6.2.10).

En suma, en la esfera del entorno social, el factor más influyente para el uso del condón es el no practicar ninguna religión.

CUADRO 6.2.10

Razones de momios del uso del condón en la última relación sexual en estudiantes varones de 13 a 19 años de edad según características de la esfera del entorno social

	Con más de una relación sexual				Con al menos una relación sexual 3 meses antes de la encuesta			
	Usó condón en la última relación sexual				Usó condón en la última relación sexual 3 meses antes de la encuesta			
	Análisis bivariado		Análisis multivariado		Análisis bivariado		Análisis multivariado	
Características	**RM**	**p**	**RM**	**p**	**RM**	**p**	**RM**	**p**
Normatividad sobre la virginidad de la mujer								
Tradicional	1.00		1.00		1.00		1.00	
Moderna	1.52	0.049	1.45	0.086	1.71	0.038	1.77	0.026
Normatividad sobre la realización del aborto								
Tradicional	1.00		1.00		1.00		1.00	
Moderna	1.08	0.728	1.00	0.997	0.97	0.905	0.96	0.874
Presencia de ambos padres en el hogar								
Ni padre ni madre	1.00		1.00		1.00		1.00	
Sólo padre o sólo madre	1.74	0.254	1.47	0.455	1.14	0.841	0.72	0.612
Padre y madre	1.56	0.299	1.31	0.549	1.01	0.987	0.71	0.558
Tiene hermanos mayores								
No	1.00		1.00		1.00		1.00	
Sí	1.05	0.814	0.98	0.921	1.12	0.646	1.10	0.701
Tiene hermanas mayores								
No	1.00		1.00		1.00		1.00	
Sí	1.36	0.126	1.36	0.148	1.40	0.166	1.46	0.134
Religión								
Otra	1.00		1.00		1.00		1.00	
Ninguna	2.11	0.031	2.01	0.043	2.32	0.043	2.58	0.023
Católica	2.01	0.016	1.94	0.023	1.89	0.067	2.04	0.042

RM = Razones de Momios.

Las tres esferas en su conjunto

Con el objeto de ver cuáles son los factores que más peso tienen para el uso del condón en la última relación sexual, ahora se analizarán todas las características de cada una de las esferas de forma conjunta.

Los principales hallazgos del análisis multivariado en el caso de los adolescentes que tuvieron más de una relación sexual muestran que los factores de mayor peso para que los estudiantes usen el condón en su último encuentro sexual son el que los varones junto con sus parejas tomen la decisión de usarlo (RM=10.58, p=0.000), el que hayan usado el condón en la primera relación sexual (RM=7.14, p=0.000), el que no hayan embarazado a nadie (RM=2.57, p=0.020), el que tengan un buen conocimiento del uso del condón (RM=2.10, p=0.08), que sean católicos (RM=1.96, p=0.051) y que tengan hermanos mayores (RM=1.65, p=0.047), respecto a no tomar la decisión de usar el condón junto con la pareja sexual, el no haber usado condón en la primera relación sexual, el haber embarazado a alguien, el tener otra religión y no tener hermanos mayores, respectivamente, junto con las demás características del cuadro 6.2.11[53].

Resalta también, la distancia que se da entre las razones de momios asociadas con el primera, segunda y demás variables; de esta forma, los varones con más de una relación sexual que decidieron junto con sus parejas usar el condón tienen cerca de once veces más la posibilidad de usarlo, los que usaron el condón en la primera relación sexual tienen una posibilidad de siete veces más de usarlo, los que no han vivido la experiencia de un embarazo tienen cerca del triple de posibilidades de utilizarlo, y los que tienen un buen conocimiento del uso del condón, los que profesan la religión católica y tienen hermanos mayores tienen alrededor del doble de posibilidad de usar un condón en la última relación sexual con respecto a los adolescentes que no toman la decisión de forma

[53] Llama la atención el hecho de que en la variable religión la categoría "ninguna" no fue significativa en este análisis, quizás este hecho se deba a que el tamaño de muestra de esta última población se reduce demasiado cuando se toman en consideración las características de todas las esferas.

conjunta con su pareja sexual, los que no usaron un preservativo en su primer encuentro sexual, los que embarazaron alguna vez a una mujer, los que no tienen un buen conocimiento sobre el uso del condón, los no profesan la religión católica y los que no tienen hermanos mayores, respectivamente considerando las otras características del cuadro 6.2.11. De igual forma, llama la atención que los varones de los grupos de edad 15-16 y 17-19 tienen una menor posibilidad de uso del preservativo en su última relación sexual respecto a los más jóvenes (RM=0.42, p=0.029 y RM=0.32 y p=0.011, respectivamente).

En el caso de los varones adolescentes que tuvieron al menos una relación sexual tres meses antes de la encuesta también se encuentra que el factor que más determina su uso es que los varones junto con sus parejas tomen la decisión de usarlo (RM=14.69, p=0.000) seguido, a bastante distancia, del hecho que hayan usado el condón en la primera relación sexual (RM=6.29, p=0.000) y que tengan hermanos mayores (RM=1.82, p=0.031). Así, los varones que toman junto con sus parejas la decisión de usar el condón tienen cerca de quince veces más la posibilidad de usarlo que los que no tomaron esta decisión junto con su pareja; los que usaron el condón en la primera relación sexual tienen una posibilidad de seis veces más de usarlo en relación con los que no usaron condón en su debut sexual, y los que tienen hermanos mayores tienen 82% de posibilidad de usarlo respecto a los que nos tienen (p=0.031) considerando las otras variables del cuadro 6.2.11. Aquí también llama la atención que los varones de los grupos de edad 17-19 tienen una menor posibilidad de uso del preservativo en su última relación sexual respecto a los más jóvenes (RM=0.32, p=0.034) y que los que habitan áreas urbanas tienen menos posibilidad de uso que los que viven en áreas rurales (RM=0.49 y p=0.047). De igual manera, el tener una normatividad moderna sobre la virginidad fue marginalmente significativo en 81% para el uso del condón en la última relación sexual (p=0.058).

CUADRO 6.2.11

Razones de momios del uso del condón en la última relación sexual en estudiantes varones de 13 a 19 años de edad según características de las tres esferas*

Características	Con más de una relación sexual Usó condón en la última relación sexual RM	p	Con al menos una relación sexual 3 meses antes de la encuesta Usó condón en la última relación sexual 3 meses antes de la encuesta RM	p
ESFERA INDIVIDUAL				
Edad				
13-14	1.00		1.00	
15-16	0.42	0.029	0.60	0.249
17-19	0.32	0.011	0.32	0.034
Años de estudio aprobados				
Hasta ocho años	1.00		1.00	
Nueve a once años	1.44	0.242	1.24	0.557
Estudia y trabaja (autosuficiencia)				
Sólo estudia	1.00		1.00	
Estudia y trabaja	0.81	0.393	0.80	0.421
Entidad de residencia				
Guerrero	1.00		1.00	
Chiapas	1.01	0.969	1.24	0.609
Guanajuato	1.84	0.178	1.78	0.214
Puebla	0.61	0.178	0.74	0.477
San Luis Potosí	0.79	0.606	1.05	0.921
Lugar donde estudian				
Hasta 14,999 habitantes	1.00		1.00	
15,000 habitantes y más	0.71	0.233	0.49	0.047
Dejó casa paterna por más de 6 meses				
Sí	1.00		1.00	
No	1.10	0.832	0.66	0.308
Buen conocimiento del uso del condón				
No	1.00		1.00	
Sí	2.10	0.018	1.36	0.446
Usó condón en la primera relación sexual				
No	1.00		1.00	
Sí	7.14	0.000	6.29	0.000

CONTINUACIÓN CUADRO 6.2.11				
	Con más de una relación sexual		Con al menos una relación sexual 3 meses antes de la encuesta	
	Usó el condón en la última relación sexual		Usó el condón en la última relación sexual 3 meses antes de la encuesta	
Características	**RM**	**p**	**RM**	**p**
Alguna vez embarazó a alguien				
Sí	1.00		1.00	
No	2.57	0.020	1.58	0.352
ESFERA DE LA PAREJA				
Ambos decidieron usar el condón				
No	1.00		1.00	
Sí	10.58	0.000	14.69	0.000
Ambos consiguieron el condón				
No	1.00		1.00	
Sí	1.19	0.673	0.95	0.921
ESFERA DEL ENTORNO SOCIAL				
Normatividad sobre la virginidad mujer				
Tradicional	1.00		1.00	
Moderna	1.43	0.198	1.81	0.058
Normatividad sobre realización aborto				
Tradicional	1.00		1.00	
Moderna	1.03	0.917	0.90	0.738
Presencia de ambos padres en el hogar				
Ni padre ni madre	1.00		1.00	
Sólo padre o sólo madre	0.83	0.739	0.43	0.175
Padre y madre	0.74	0.533	0.39	0.083
Tiene hermanos mayores				
No	1.00		1.00	
Sí	1.65	0.047	1.82	0.031
Tiene hermanas mayores				
No	1.00		1.00	
Sí	1.38	0.186	1.35	0.304
Religión				
Otra	1.00		1.00	
Ninguna	1.71	0.266	1.88	0.209
Católica	1.96	0.051	1.71	0.114

* Ajustado por todas las variables en el cuadro.
RM = Razones de Momios.

De estos hallazgos, resalta el hecho de que en el caso de los adolescentes varones que tuvieron al menos una relación sexual tres meses anteriores a la encuesta no fue significativo el buen conocimiento del uso del condón para el uso del mismo en la última relación sexual. Con el fin de explorar más allá el buen conocimiento del uso del condón, se dividió a estos adolescentes en dos grupos según su nivel de escolaridad al momento de la encuesta, y se efectuó un análisis de la esfera individual (Cuadro 6.2.12). Al hacer esta división de los estudiantes, con al menos una relación sexual tres meses antes de la encuesta, en el análisis multivariado se obtuvo que los varones de secundaria con un buen conocimiento del uso del condón tienen cerca de tres veces más la posibilidad de usar el condón en la última relación sexual respecto a los que no tenían un buen conocimiento (RM=2.55, p=0.040), considerando las otras características consideradas de la esfera individual.

En cambio, en el caso de los estudiantes de preparatoria o bachillerato, con al menos una relación sexual tres meses antes de la encuesta, el tener un buen conocimiento del uso del condón no fue estadísticamente significativo para que los varones adolescente lo utilizaran en la última relación sexual tres meses antes de la entrevista, contemplando las otras características de la esfera individual (Cuadro 6.2.12).

CUADRO 6.2.12

Razones de momios del uso del condón en la última relación sexual tres meses antes de la encuesta en estudiantes varones de 13 a 19 años de edad según nivel de escolaridad y características de la esfera individual

	SECUNDARIA					PREPARATORIA				
	Uso del condón en la última relación sexual 3 meses antes de la encuesta					Uso del condón en la última relación sexual 3 meses antes de la encuesta				
		Análisis bivariado		Análisis multivariado			Análisis bivariado		Análisis multivariado	
Características	**n ***	**RM**	**p**	**RM**	**p**	**n ***	**RM**	**p**	**RM**	**p**
Edad										
13-14	63	1.00		1.00		----	-----	----	----	-----
15-16	90	0.85	0.715	0.86	0.772	106	1.00		1.00	
17-19	10	0.29	0.026	0.60	0.459	143	0.95	0.878	0.81	0.554
Estudia y trabaja (autosuficiencia)										
Sólo estudia	88	1.00		1.00		120	1.00		1.00	
Estudia y trabaja	75	2.23	0.047	2.66	0.072	129	1.01	0.966	0.88	0.684
Entidad de residencia										
Guerrero	37	1.00		1.00		20	1.00		1.00	
Chiapas	66	3.53	0.016	2.68	0.069	109	2.63	0.052	1.55	0.440
Guanajuato	30	3.67	0.061	2.62	0.384	24	3.10	0.034	2.78	0.060
Puebla	19	1.00	1.000	0.44	0.211	55	2.35	0.097	1.61	0.336
San Luis Potosí	11	1.36	0.717	0.98	0.982	41	2.59	0.054	1.64	0.336
Lugar donde estudian										
Hasta 14,999 habitantes	74	1.00		1.00		100	1.00		1.00	
15,000 habitantes y más	89	1.01	0.979	1.07	0.893	149	0.55	0.052	0.49	0.077
Dejó casa paterna por más de 6 meses										
Sí	9	1.00		1.00		36	1.00		1.00	
No	154	2.99	0.106	0.94	0.925	213	0.76	0.562	0.56	0.248
Buen conocimiento del uso del condón										
No	28	1.00		1.00		20	1.00		1.00	
Sí	135	1.98	0.123	2.55	0.040	229	0.71	0.468	0.71	0.525
Usó condón en la primera relación sexual										
No	40	1.00		1.00		70	1.00		1.00	
Sí	123	23.5	0.000	26.9	0.000	179	4.45	0.000	4.91	0.000
Alguna vez embarazó a alguien										
Sí	5	1.00		1.00		17	1.00		1.00	
No	158	7.80	0.014	6.13	0.002	232	1.17	0.726	0.85	0.761

* Respecto a los que usaron el condón en la última relación sexual.

RM = Razones de Momios.

Tomando en consideración la edad normativa para cursar la educación secundaria[54] (INEE, 2013), es posible que muchos de estos varones adolescentes al mismo tiempo que iniciaron su vida sexual estuvieran recibiendo educación sexual escolarizada, y este hecho pudo favorecer la capacidad de poner en práctica los conocimientos adquiridos en este ámbito. De alguna manera los resultados encontrados según el nivel de escolaridad de los estudiantes denotan que en los más jóvenes la educación sexual recibida en la secundaria ha tenido un efecto positivo que contribuye al autocuidado de su salud sexual y reproductiva.

En contraste, en el nivel medio superior, donde la educación sexual no está regulada para ser un contenido curricular obligatorio, el buen conocimiento del uso de condón no es determinante para que los adolescentes lo usen. Esto podría estar ligado al hecho de que al ser los adolescentes de más edad más asertivos, y tener mayores herramientas para la comunicación, el uso del condón en la última relación sexual puede ser resultado de una negociación con la pareja para su uso, o una demanda de la pareja para acceder a tener relaciones sexuales.

Entonces, cuando se toma en consideración las tres esferas en su conjunto el factor más determinante para el uso del condón en la última relación sexual fue el que los varones junto con sus parejas hayan tomado juntos la decisión de usar el condón.

VI.2.3 Reflexión sobre los resultados encontrados

Del análisis efectuado en este capítulo fueron varios los hallazgos encontrados que llaman la atención. A continuación se describen los puntos más relevantes enfocándose en el grupo de adolescentes que tuvieron al menos una relación sexual tres meses de la encuesta, de los cuales se tiene información más fidedigna y cercana al levantamiento de la encuesta.

[54] La cual la fija la SEP a los 12 años de edad, tomando en consideración la edad que deberían tener los alumnos de acuerdo con una trayectoria óptima para ingresar a la escuela. Entonces, de acuerdo a este criterio, la edad normativa para finalizar la educación secundaria es a los 14 años de edad (INEE, 2013).

En relación con las características analizadas en la esfera individual destaca en primer lugar el no haber encontraron diferencias del uso del condón en la última relación sexual por edad de los adolescentes varones. Entonces, tomando en consideración todas las características de esta esfera, en principio no se cumplió la hipótesis planteada sobre un mayor uso del condón en los varones de más edad[55].

En segundo lugar, en relación con las entidades en donde fue hecha la investigación, llama la atención que los estudiantes varones de Guanajuato tuvieran una mayor proporción de uso del condón en la última relación sexual respecto a los de Guerrero. Este podría deberse a que a pesar de que ambas entidades federativas tienen niveles de marginación considerables, éstos son más severos en Guerrero; entonces quizás los estudiantes de Guanajuato tienen un *mejor* nivel educativo que repercute en una más alta posibilidad del uso del condón en la última relación sexual. En el resto de las entidades no se encontraron diferencias.

En tercer lugar, la evaluación que se efectuó sobre el buen conocimiento del uso del condón, no tuvo un impacto directo en el uso del mismo en la última relación sexual tres meses antes de la encuesta. Al efectuar un análisis adicional considerando el nivel de escolaridad y todas las características de la esfera individual, resultó ser significativo sólo en los varones que estudiaban el nivel de secundaria; por lo que sólo se confirmó parcialmente la hipótesis planteada sobre la apropiación de los contenidos de educación sexual vistos en la escuela repercutirían positivamente para un buen conocimiento en el uso del condón, y está a la vez incidiría en su uso en la última relación sexual. Esto sugiere la necesidad de promover cambios en el currículo escolar del nivel medio superior para que haya un reforzamiento de los contenidos aprendidos sobre educación sexual en la secundaria, y de esta manera facilitar que aquellos(as) adolescentes que tardíamente inician su debut sexual pongan en práctica en ese momento lo aprendido al respecto, y esto redunde en un buen conocimiento y uso del condón en la última relación sexual.

[55] Este resultado se modificó cuando se consideraron las características de las tres esferas en su conjunto como se describe más adelante.

En cuarto lugar, un factor relevante para que los adolescentes usaran el condón en la última relación sexual, y que se planteó inicialmente como hipótesis, fue el haberlo utilizado en su el debut sexual. Entonces, el uso del condón en el primer coito está ligado a que se hayan dado ciertas condiciones que motivan su uso en la iniciación sexual; al respecto, algunas investigaciones han encontrado que los adolescentes tienen una mayor probabilidad de usar un método anticonceptivo en su primera relación sexual cuando antes platican con su pareja sobre su utilización (Ingham y Van Zessen, 1997; Marston y Juárez, 2005), cuando tienen motivos íntimos para tener esa primera relación sexual y cuando tienen padres *"abiertos"* para hablar sobre temas de sexualidad (Stone e Ingham, 2002). Entonces, algunos de los factores que aquí se encuentran para el uso del condón en la última relación sexual pueden estar condicionados, de alguna manera, por aquellos que se dieron en la primera relación coital y que motivaron su continuidad, tales como la comunicación con la pareja y el tipo de informante sobre sexualidad.

En quinto lugar, no se encontraron diferencias del uso del condón en la última relación sexual en los varones adolescentes según tamaño del lugar donde estudian. Entonces en principio, tomando en consideración todas las características de la esfera individual, no se cumplió la hipótesis planteada inicialmente sobre un mayor uso del condón en las zonas urbanas respecto a las rurales.[56]

En sexto lugar, no se encontraron diferencias de uso del condón en la última relación sexual en los adolescentes varones según nivel de escolaridad, autosuficiencia, estrato socioeconómico, haber dejado la casa paterna por más de seis meses y alguna vez haber tenido la experiencia del embarazo como en un principio fue planteado, por lo que deben haber otras características no consideradas en esta investigación de mayor peso en la determinación del uso en la última relación sexual tres meses antes de la encuesta.

[56] Este resultado se modificó cuando se consideraron las características de las tres esferas en su conjunto como se describe más adelante.

En relación con la esfera de la pareja, el factores más importante, y que en principio se planteó como hipótesis, fue el hecho de que los varones adolescentes que se ponen de acuerdo *a priori* con la pareja (sexual) sobre el uso del condón, estarían más propensos a usarlo en la última relación sexual respecto a los que no lo consensan. Esta situación directamente se asocia con el balance de poder entre la pareja (Bastard y cols., 1997), y está profundamente influenciada por factores institucionales y macro sociales tales como los roles de género y las relaciones de poder basadas en el género, en el sistema de parentesco y en la ideología sexual (Van Campenhoudt y Cohen, 1997). Se dice que todo lo que se establezca dentro de una sociedad está normado, de tal forma que las normas de sexo seguro serán más fuertes en contextos y subculturas con libertad para hablar sobre sexo que en subculturas con tabú para hablar de este tema (Ferrand y Snijders, 1997). Esto significa, que se debe promover una atmósfera libre para hablar sobre el ejercicio sexual y sus formas de protección; pero para poder establecer un diálogo abierto es necesario desarrollar ciertas destrezas para tratar temas tabús. De hecho, se ha demostrado que la habilidad para hablar sobre el condón con una nueva pareja sexual se facilita cuando ha habido pláticas previas con amigos o parientes (Ahlemeyer y Ludwig, 1997), razón por la cual se debe enfatizar el rol tan importante que juegan los padres -y también la escuela- para que sus hijos desarrollen estas destrezas de forma correcta. Y no solamente basta eso, sino también el momento en el que se trata el tema (Marston y Juárez, 2005), ya que se ha comprobado que existe una fuerte probabilidad para comprometerse en el manejo de prevención del riesgo cuando los individuos tratan el tema antes de la relación sexual, que cuando ellos comenzaron a tener relaciones sexuales sin comunicarse sobre esto (Bastard y cols., 1997).

Respecto a la esfera del entorno social, en primer lugar destaca el hecho de que mientras que la normatividad en torno a la virginidad de la mujer sí fue relevante para el uso del condón en la última relación sexual en los varones que declararon haber tenido relaciones sexuales tres meses antes de la encuesta, la normatividad en torno a la realización del aborto no lo fue. Entonces, la hipótesis planteada sobre una mayor posibilidad de uso del condón en la última relación sexual en aquellos estudiantes varones con vida sexual activa que no siguen una normatividad tradicional en temas referentes a la virginidad de la mujer y del aborto sólo se cumplió parcialmente cuando se toman en consideración todas las características de esta esfera.

En segundo lugar, sobresale que la composición del hogar de los adolescentes varones no fue relevante para el uso del condón en la última relación sexual ajustando por el resto de características de esta esfera. Entonces, estos hallazgos muestran que la hipótesis planteada sobre un mayor uso del condón en la última relación sexual en adolescentes varones con una composición familiar con presencia de ambos padres y/o hermanos y hermanas de mayor edad, no se cumplió en principio cuando se consideran todas las características de la esfera individual.[57]

En relación con la religión se obtuvieron dos hechos que fueron significativos; en primera instancia, los adolescentes varones que no practican ningún culto religioso tuvieron una mayor posibilidad de uso del condón en la última relación sexual que el resto, lo cual podría estar asociado con los hallazgos encontrados en otros estudios en donde se señala que las personas con escaso arraigo a la moral y tradiciones, son las más abiertas para adoptar patrones culturales de las sociedades modernas (Whitaker y cols., 1999; Rodríguez, 2014). Pero por otro lado, también se obtuvo que los que señalan practicar la religión católica también tienen una propensión de uso del condón en la última relación sexual similar a la del grupo anterior, hecho que podría ser paradójico pero que algunos autores explican como que los aparentes efectos de la religión probablemente se deban a las consecuencias de otras características asociadas a ésta, más que a las creencias teológicas (Mauldon y Luker, 1996). De hecho se enfatiza que la diferenciación cultural supone que determinadas orientaciones religiosas, actividades de ocio, tendencias artísticas o modas del comportamiento sexual tiene un suficiente número de partidarios para alcanzar un nivel mínimo de institucionalización colectiva. El proceso de diferenciación implica la emergencia de varios *"medios morales"* y

[57] Este resultado se modificó cuando se consideraron las características de las tres esferas en su conjunto como se describe más adelante.

contribuye a la diversidad de comportamiento en la comunidad (Ferrand y Snijders, 1997). Entonces, a pesar de que sí fue comprobada la hipótesis planteada inicialmente sobre un mayor uso del condón en la última relación sexual de los varones adolescentes que no profesan ninguna religión, también destaca el hecho de una similar propensión de uso en los adolescentes varones católicos.

En tercer lugar, cuando se consideraron a las tres esferas en su conjunto sobresalieron algunas características que anteriormente habían sido relevantes en cada una de las esferas. De esta forma el factor más determinante para el uso del condón en la última relación sexual fue la decisión conjunta del adolescente y su pareja sexual de usarlo, seguido del uso del preservativo en la primera relación sexual y luego de la presencia de hermanos mayores, ajustando por todas las características de cada esfera. Asimismo se obtuvo, con un peso marginal, que el tener una normatividad moderna sobre la virginidad de la mujer también contribuyó a una mayor posibilidad de uso del condón en la última relación sexual.

De estos resultados, llama la atención el papel de los hermanos mayores ya que la presencia de éstos no destacó cuando se les preguntó a los adolescentes sobre los informantes de educación sexual fuera de la escuela. En cambio, mientras que el papel de los padres sí fue determinante en la educación sexual extraescolar para el buen conocimiento del uso del condón, estas figuras no fueron relevantes en el caso del uso del condón en la última relación sexual. Es posible que la influencia de los hermanos mayores pueda explicarse tomando en consideración que los varones adolescentes los asemejan como *pares de mayor edad*, en donde las normas establecidas forman parte del entrenamiento de los actores sociales, y proveen recursos para imitarlas. Entonces, los diferentes conceptos normativos influenciados por los estándares de comportamiento son más o menos prescriptivos y sancionados de tal forma que, la creencia de que los pares están usando condones puede favorecer algún esfuerzo preventivo potencial cuando pertenecen al mismo grupo social (Ahlemeyer y Ludwig, 1997). Es por este motivo que posiblemente una parte considerable de los varones adolescentes hayan sido más susceptibles al uso del condón como consecuencia de un patrón de imitación de sus congéneres de mayor edad.

De esta forma, estos hallazgos muestran que la hipótesis planteada sobre un mayor uso del condón en la última relación sexual en adolescentes varones con una composición familiar con presencia de ambos padres y/o hermanos y hermanas de mayor edad, no se cumplió del todo, ya que sólo el tener hermanos más grandes fue determinante para el uso del condón en la última relación sexual.

Asimismo, se obtuvieron resultados opuestos a los esperados tales como que los varones adolescentes de mayor edad tienen una mayor posibilidad de uso del condón en la última relación sexual respecto a los menores, así como una mayor r propensión al uso del condón en aquellos estudiantes que asisten a la escuela en áreas urbanas respecto a las que asisten en áreas rurales.

Entonces, la hipótesis planteada sobre un mayor uso del condón en los varones de más edad no se cumplió en esta investigación, y este resultado ha sido obtenido en otros estudios (Menkes y De Jesús, 2016), en donde se muestra que recientemente en las generaciones de adolescentes mexicanas más jóvenes usan más el condón que las de más edad.

Al efectuar el análisis conjunto de las tres esferas tomando como referencia los datos de los estudiantes tres meses antes de la entrevista, tampoco no se pudo confirmar la hipótesis de un mayor uso del condón en la última relación sexual en los varones adolescentes que habitan en zonas urbanas respecto a los de zonas rurales. Si bien en las áreas urbanas más adolescentes están permeados de una cultura de la modernidad, es justo en estos lugares donde hay un alto número de población con vida sexual activa, y por tanto tienen una mayor exposición al riesgo de tener relaciones sexuales sin protección. Entonces, es posible que este hecho repercuta en que los varones adolescentes rurales tengan una mayor posibilidad de uso del condón en la última relación sexual que los urbanos. De hecho se argumenta que la vida de las áreas urbanas parece ayudar a la gente a encontrar otra que comparta prácticas diferenciadas de riesgo sexual con mayor soporte relacional y legitimización (Ferrand y Snijders, 1997), de ahí que en esas redes sociales no se sancionen diferente clase de comportamiento sexual.

Por último, vale la pena destacar que en el estudio de las tres esferas en su conjunto el buen conocimiento del uso del condón no fue relevante para que los adolescentes lo usaran en la última relación sexual tres meses antes de la encuesta, y sólo lo fue cuando en la esfera individual se subdividió el grupo por nivel de escolaridad. Este hecho enfatiza la necesidad de reconocer que a pesar de que el grupo de adolescentes abarca varias edades, los efectos de lo que se aprende en la escuela es diferencial por esta característica, y los conocimientos adquiridos en el ámbito educativo son utilizados de distinta forma dependiendo de esto y también del curso y proyecto de vida de cada persona. Esto significa que las políticas encaminadas a mejorar la salud sexual y reproductiva de la población adolescente deben tomar en consideración las edades que involucra la adolescencia, y planear acciones específicas en cada grupo etario. En este sentido, la propuesta efectuada por Dixon-Mueller (2008) sobre la adolescencia temprana, intermedia y tardía debería incluirse en esta planeación, y también es indispensable incorporar en la misma el enfoque de género como diversas iniciativas lo han propuesto (Szasz, 1998; Van Campenhoudt y Cohen, 1997; UNFPA, 2005, Rodríguez, 2014).

VII. CONCLUSIONES

A continuación se presentan las conclusiones de cada uno de los dos temas analizados.

VII.1 Educación sexual

En este trabajo se efectuó una evaluación de los conocimientos de los estudiantes varones adolescentes sobre educación sexual. Varias investigaciones han demostrado que los mismos puede repercutir positivamente en su ejercicio sexual (DiClemente, 1997; Fisher, 1989; García y Figueroa, 1992; Mauldon y Luker, 1996; Pick de Weiss y cols., 1994), por lo que es relevante analizar qué tanto saben los adolescentes sobre este tema y proponer acciones que los ayuden a ejercer su sexualidad de manera responsable y sin riesgos.

El primer hecho destacable fue encontrar que uno de cada cinco estudiantes varones adolescentes afirmó no haber tenido alguna vez en la escuela una clase, curso o plática de educación sexual. Dato que no es acorde con el currículum escolar establecido por la SEP, y conlleva a efectuar un cuestionamiento sobre si realmente el personal docente cubre los contenidos que deben abordar al respecto, o bien, si una parte de los adolescentes, principalmente lo que no han iniciado su vida sexual, no los consideran relevantes y entonces no captan que estos temas forman parte de la educación sexual.

En relación con los informantes de la educación sexual dentro la escuela, se obtuvo que básicamente son los(as) maestros(as) y a una distancia considerable, los(as) médicos(as) que asisten a las escuelas, y los(as) orientadores(as) o psicólogos(as). Por otra parte, fue notable encontrar que la mitad de todos los varones adolescentes y alrededor de una tercera parte de los sexualmente activos señalaron que fuera de la escuela no habían recibido información sobre educación sexual por ninguna persona. Este hallazgo revela el escaso reforzamiento que los estudiantes reciben extraescolarmente en un tema que es de suma relevancia para su salud. En este sentido, la figura de padre y madre juntos ocuparon el tercer lugar después del personal médico como informantes extraescolares. Entonces, el apoyo familiar que se espera deberían tener los adolescentes respecto a sus progenitores como principales transmisores de historia, memoria, valores y hábitus de la sexualidad en esta etapa de la vida (Taracena-Ruíz, 2005) no se está cumpliendo del todo. A la fecha persiste en algunos sectores de la sociedad mexicana una visión conservadora, que ha implicado que el tema de la sexualidad siga siendo escasamente abordado con limitado capital cultural y bajos niveles de escolaridad; y esto no solo ocurre en estos niveles educativos sino incluso en el universitario como lo demuestran otras investigaciones (Sánchez-Olvera y Solís-Solís, 2007).

Respecto a los contenidos de educación sexual, otro hecho relevante es que a pesar de que hace más de 30 años se imparte la educación sexual -con una orientación básicamente biologicista- la evaluación que se efectuó sobre los conocimientos que los adolescentes poseen sobre el periodo de mayor fertilidad de la mujer son muy pobres. Si aunado a lo anterior se toma en cuenta que el enfoque bajo el cual se ha enseñado este tipo de educación está lleno de tabús y reproduce el esquema tradicional del matrimonio legítimo como el único espacio socialmente aceptado para tener relaciones sexuales, es posible entender que la realidad bajo la cual se plantea el ejercicio de la sexualidad juvenil está muy alejado del contexto social y su situación personal de gran parte de los adolescentes (Juárez y Gayet, 2005; Matsuí y cols., 2011), y quizás por esta misma razón es que la educación sexual recibida por ellos no se vio reflejada en conocimientos correctos sobre el periodo de mayor probabilidad de embarazo. Esta situación repercutió en la evaluación que se hizo sobre el buen conocimiento sobre el riesgo de embarazo, donde sólo cerca de una décima parte de los varones adolescentes fue evaluado favorablemente. Los resultados aquí obtenidos causan perplejidad y cuestionan los logros que han tenido las diversas reformas que desde finales de la década de los setenta ha hecho la SEP a los contenidos educativos en esta materia. A la fecha continúan persistiendo rezagos en el enfoque y tratamiento de este tópico, y es preocupante la escasa información que manejan los estudiantes sobre un tema tan básico. Esta ignorancia los expone a ellos y a sus parejas sexuales a embarazos no deseados o no planeados cuando tienen prácticas sexuales inseguras.

De la misma manera se obtuvo que los conocimientos que los estudiantes tienen sobre la forma de prevención de las ITS son incompletos, ya que al cuestionarles sobre las acciones para prevenirlas más de dos terceras partes de todos los estudiantes, y también de los sexualmente activos, dieron respuestas incorrectas. Entonces, estos resultados repercutieron en la evaluación que se efectuó sobre el buen conocimiento sobre la prevención de las ITS, ya que al igual que en el tema de prevención de embarazo, sólo alrededor de una décima parte de ellos fue evaluado favorablemente. Este hallazgo muestra de igual forma que gran parte de los varones adolescentes carece de conocimientos correctos para prevenir las ITS, situación que los puede exponer a la adquisición de alguna de estas infecciones si tienen comportamientos sexuales riesgosos.

En lo que se refiere al buen conocimiento del uso del condón, se obtuvo que alrededor de dos terceras partes de todos los varones adolescentes y tres cuartas partes de los sexualmente activos tuvieron un buen conocimiento del mismo.

Al asociar el buen conocimiento del uso del condón con los informantes de educación sexual destaca que la figura del(de la) profesor(a) no resultó ser relevante para el buen conocimiento del uso del condón en los estudiantes varones sexualmente activos. De ahí surge el cuestionamiento de por qué los(as) profesores(as) al ser las personas que más interactúan con los adolescentes, no ocupan un lugar preponderante para que todo el alumnado posean conocimientos adecuados. Sea por deficiencias en la formación de una gran cantidad de docentes, renuencia o temor de represalias por parte de los padres de familia, algunos(as) maestros(as) han impartido los temas de sexualidad de manera muy rápida sin profundizar en los contenidos y sin contestar dudas (Juárez y Gayet, 2005; Caamaño, 2001; Vallejo y cols., 2001). En cambio, cuando los informantes de la educación sexual fueron los(as) psicólogos(as) y orientadores(as), hubo un impacto positivo para un buen conocimiento del uso del condón en sus estudiantes varones sexualmente activos. Quizás estos profesionales, debido a su formación académica poseen herramientas didácticas y técnicas de comunicación que facilitan el aprendizaje de las y los estudiantes, mismas que deberían ser adoptadas por el resto del personal docente.

Por otra parte, no fue sorprendente encontrar que el buen conocimiento que los adolescentes varones tienen sobre el uso del condón lo asocian más con la prevención de las infecciones de transmisión sexual que con la del embarazo. Este resultado puede deberse a que hace algunas décadas el VIH/SIDA se convirtió en un problema de salud pública prioritario, por lo que las campañas de los medios de comunicación se han abocado masivamente a difundir la prevención de este virus mediante el uso del condón (Gayet y cols., 2003; Juárez y Gayet, 2005). Este hecho muestra que la falta de una planeación cuidadosa de una estrategia enfocada a un hecho en particular, ha dado una visión incompleta sobre la utilidad del uso del condón, y por este motivo posiblemente la población en general, y en especialmente los varones adolescentes, asocien los preservativos sólo con la prevención de las ITS.

Por otro lado, también fue notable encontrar que otro factor de peso para que todos los varones y los sexualmente activos tuvieran un buen conocimiento del uso del condón fue el entorno en donde viven, crecen y se desarrollan. Entonces, el espacio de socialización de los estudiantes se vuelve importante punto de partida en los conocimientos adquiridos, por lo que es trascendental ahondar más en el mismo, para entender de manera cabal la influencia que este ejerce en los estudiantes adolescentes para el autocuidado de su salud sexual y reproductiva.

Otro hallazgo destacable fue la tendencia general encontrada en los datos sobre educación sexual cuando se compararon a todos los adolescentes varones con los sexualmente activos. El patrón obtenido muestra que gran parte de los factores analizados en el caso del primer grupo fueron estadísticamente significativos y sólo algunos lo fueron para el segundo grupo; tal es el caso de la edad como característica determinante para tener un buen conocimiento del uso del condón en todos los varones adolescentes de 17 a 19 y de 15 a 16 años de edad respecto a los menores, factor que no fue relevante en los sexualmente activos para tener un buen conocimiento de este tema. Entonces, de alguna forma estos hallazgos sugieren que los varones adolescentes sexualmente activos requieren de una mayor precisión de la información de educación sexual para que apropien de ella y se vea reflejado en el buen conocimiento del uso del condón.

A la fecha persiste enormes rezagos en materia de educación sexual en la población estudiantil de educación secundaria y media superior como los aquí expuestos. En una investigación realizada en 2012 en el Distrito Federal con metodología similar[58] se obtuvieron bajos niveles de conocimiento en educación sexual de la población adolescente a pesar de ser una entidad federativa con mejores indicadores en materia de salud reproductiva y mayor nivel socioeconómico respecto a las entidades aquí analizadas y del país en su conjunto. De esta forma, sólo 9.6% de los varones de 13 a 14 años, 9% de los de 15 a 16 años y 13% de los de 17 a 19 años de edad dieron la respuesta correcta sobre el periodo de mayor probabilidad de embarazo, y 56% del total de varones adolescentes conocían adecuadamente las ITS y su forma de prevención[59] (Menkes y Juárez, 2014). Estos hallazgos complementan el panorama encontrado en este trabajo y hablan de la urgente necesidad de hacer cambios en el enfoque que a la fecha ha prevalecido en la impartición de la educación sexual.

VII.2 Uso del condón en la última relación sexual

Una vez efectuada la evaluación de los conocimientos de los adolescentes sobre educación sexual, posteriormente en este trabajo se procedió a examinar los factores asociados al uso del condón en la última relación sexual utilizando el modelo ecológico modificado propuesto por Aral y Gorbach (2002). Partiendo de la información disponible de los varones adolescentes con más de una relación sexual, el análisis se efectuó en este grupo, pero también en aquellos que tuvieron al menos una relación sexual tres meses antes de la encuesta. La motivación para incluir a este último conjunto de varones se debió a que al indagar sobre los hechos ocurridos

[58] Por lo que los resultados obtenidos son estrictamente comparables.
[59] La forma de construcción del indicador difiere de lo aquí presentado pero denota que muy pocos tienen un buen conocimiento del tema.

cercanos al momento de la encuesta se puede efectuar una valoración más fidedigna de sus conocimientos y prácticas sexuales y reproductivas, y es por esta razón que los principales hallazgos descritos se centran en los varones con al menos una relación sexual tres meses antes de la aplicación de la encuesta.

Al analizar cada una de las esferas propuestas por Aral y Gorbach (2002) se obtuvo que los factores que contribuyeron al uso del condón en la última relación sexual en la esfera individual, fueron el uso del preservativo en el debut sexual respecto a los que no usaron este método en su iniciación sexual, y estudiar en Guanajuato[60] en relación con los que habitaban en Guerrero, considerando las otras características de este entorno.

En la esfera de la pareja el factor determinante para el uso del condón en la última relación sexual tres meses antes de la encuesta, fue que ellos junto con sus parejas tomaran la decisión de usar el condón respecto a los que no lo decidieron juntos, tomando en consideración las otras características de esta esfera.

En la esfera del entorno social se hallaron que los factores que determinaron el uso del preservativo en la última relación sexual fueron el no practicar ninguna religión o practicar la religión católica respecto a los que tenían otra religión, y también poseer una normatividad moderna sobre la virginidad de la mujer en relación con los que poseen una normatividad tradicional en relación con este tema, tomando en consideración las otras características de este entorno.

Cuando se analizaron los factores de las tres esferas en forma conjunta, sobresalieron algunos factores que de forma separada no habían destacado, tales como la edad de los varones adolescentes, el tamaño de localidad en donde habitan y el tener hermanos mayores; y otros factores perdieron significancia estadística o se volvieron marginalmente significativos, tales como la entidad de residencia y la normatividad sobre la virginidad de la mujer, respectivamente.

---

[60] Entidad federativa con menores niveles de rezago que el resto de las incluidas en este estudio.

Los principales hallazgos del análisis conjunto de las tres esferas, en los varones adolescentes que tuvieron al menos una relación sexual tres meses antes de la encuesta, muestran que el factor más determinante para el uso del condón en la última relación sexual, fue decidir su uso junto con la pareja respecto a los que no lo decidieron juntos. Otros factores determinantes fueron el uso del condón en el debut sexual y tener hermanos mayores respecto al no uso de este método en la iniciación sexual y no tener hermanos mayores, respectivamente, considerando las otras características de las tres esferas. Destaca también los resultados encontrados respecto a la edad y lugar de residencia en donde los varones de mayor edad y los que habitan áreas urbanas tienen una menor posibilidad de uso del preservativo en su última relación sexual respecto a los más jóvenes y a los que viven en áreas rurales. De igual manera, llama la atención que tener una normatividad moderna sobre la virginidad fue marginalmente significativo para el uso del condón en la última relación sexual.

Vale la pena destacar que el buen conocimiento del uso del condón no tuvo un impacto directo en el uso del mismo en la última relación sexual tres meses antes de la encuesta. No obstante, cuando se analizó la esfera individual según el nivel de escolaridad de los estudiantes, éste fue significativo en los varones de educación secundaria para su uso. Entonces, este resultado muestra que la apropiación de los contenidos de educación sexual vistos en la escuela puede repercutir positivamente para un buen conocimiento en el uso del condón, y esto a su vez incidir en su uso en la última relación sexual. El resultado obtenido sugiere la necesidad de también promover cambios en el currículo escolar del nivel medio superior para que haya un reforzamiento de los contenidos aprendidos sobre educación sexual en la secundaria, y de esta manera facilitar que aquellos(as) adolescentes que tardíamente inician su debut sexual pongan en práctica en ese momento lo aprendido al respecto, y esto redunde en un buen conocimiento y uso del condón tanto en la primera como en la última relación sexual.

Entonces, el principal hallazgo encontrado en la segunda parte de los resultados comprueba que el que los varones adolescentes se pongan de acuerdo *a priori* con sus parejas sexuales sobre el uso del condón es importante para el cambio de comportamiento sexual, ya que éste pueden ser identificado no sólo en el nivel de los individuos, sus actitudes y conocimiento, y en un nivel macro social, sino incluso en un nivel intermedio de interacción mutua de compañeros íntimos (Luhmann, 1987), en donde se conceptualiza la dinámica interactiva entre dos compañeros íntimos como un sistema social de comunicación íntima, y es en este nivel donde una modificación preventiva del comportamiento tiene éxito o falla (Ahlemeyer y Ludwig, 1997)[61].

También fue destacable comprobar, como otras investigaciones han dado cuenta, que el estudio de la primera relación sexual es relevante, ya que ésta repercute en el patrón del comportamiento sexual subsecuente (Bozon y Kontula, 1998). En este caso se obtuvo que un determinante importante para el uso del condón en la última relación sexual fue usarlo en el debut sexual. Entonces, el uso el condón en el primer coito está ligado a su vez al cumplimiento de ciertas condiciones que motivan su uso en la iniciación sexual. Al respecto, algunas investigaciones han encontrado que los adolescentes tienen una mayor probabilidad de usar un método anticonceptivo en su primera relación sexual cuando antes platican con su pareja sobre su utilización (Ingham y Van Zessen, 1997; Marston y Juárez, 2005), cuando tienen motivos íntimos para tener esa primera relación sexual y cuando tienen padres *"abiertos"* para hablar sobre temas de sexualidad (Stone e Ingham, 2002). Entonces, algunos de los factores que aquí se encuentran para el uso del condón en la última relación sexual pueden estar condicionados, de alguna manera, por aquellos que se dieron en la primera relación coital y que motivaron su continuidad, tales como la comunicación con la pareja y el tipo de informante sobre sexualidad.

En relación con los informantes, fue destacable la presencia de los hermanos mayores como otro factor que contribuyó al uso del condón en la última relación sexual, ya que los mismos no fueron relevantes cuando se

[61] Para mayor información ver el capítulo del Marco Conceptual.

les preguntó a los adolescentes sobre los informantes extraescolares de educación sexual, a diferencia de la figura de padre y madres juntos que sí lo fueron. La influencia de los hermanos mayores puede explicarse tomando en consideración que los varones adolescentes quizás los asemejan como *pares de mayor edad*, en donde las normas establecidas forman parte del entrenamiento de los actores sociales, y proveen recursos para imitarlos. Entonces, cuando los individuos perciben cambios en los patrones de sexualización en el comportamiento de los otros en sus redes personales, esto modifica sus expectativas y normas, los cuales transforman su comportamiento, y este comportamiento cambiado retroalimenta e influencia la conducta de los otros en su red personal (Ferrand y Snijders, 1997). Entonces, la creencia de que los pares están usando condones puede favorecer algún esfuerzo preventivo potencial cuando pertenecen al mismo grupo social (Ahlemeyer y Ludwig, 1997). Es quizás por este motivo que posiblemente una parte considerable de los varones adolescentes tuvieron una mayor propensión al uso del condón como consecuencia de un patrón de imitación de sus congéneres familiares de mayor edad.

Otros hechos significativos fueron que los varones adolescentes de menor edad tuvieron una mayor posibilidad de uso del condón en la última relación sexual respecto a los mayores, así como una menor propensión al uso del condón los estudiantes que asistían a la escuela en áreas urbanas respecto a los de áreas rurales. En relación con este primer resultado, otras investigaciones coinciden en que recientemente las generaciones de adolescentes mexicanos más jóvenes usan más el condón que las de más edad (Menkes y De Jesús, 2014), y esto posiblemente esté ligado al tipo de relación que establecen los adolescentes más jóvenes respecto a sus parejas sexuales, donde la motivación del uso del condón puede ser muy diferente que en personas de mayor edad. En algunas ocasiones, en parejas casuales el condón se usa para mantener distancia y mostrar los límites de la relación (Bastard y cols., 1997). Respecto al segundo hallazgo, se piensa que si bien en las áreas urbanas más adolescentes están permeados de una cultura de la modernidad, es justo en estos lugares donde hay un alto número de población con vida sexual activa, y por tanto tienen una mayor exposición al riesgo de tener relaciones sexuales sin protección. Entonces, quizás este hecho repercuta en que los varones adolescentes rurales tengan una mayor posibilidad de uso del condón en la última relación sexual que los urbanos.

Por otro lado, la normatividad de la virginidad de la mujer fue marginalmente significativa para el uso del condón en la última relación sexual, y sin embargo la normatividad para la realización de aborto no fue un factor que contribuyera ni siquiera marginalmente para su uso. Estos resultados muestran que las características de lo que podría ser considerado como una normatividad *"moderna"* se desdibuja cuando sólo alguna de las características fue relevante y la otra no lo fue. Debe haber otros factores no medidos en esta investigación que contribuyan a un patrón de comportamiento sexual protegido o desprotegido.

VII.3 Recomendaciones

Se ha enfatizado que más allá de las declaradas insuficiencias o de los temores y tabúes para hablar autorizadamente acerca de la sexualidad, existen limitaciones inherentes a la forma imperante en cómo se mira y vive la sexualidad. Esta situación determina, en una parte importante del personal docente, la manera en cómo se enseña la educación sexual, con gran desinformación y confusión. Si a esto se agrega el cambio que se ha dado en la forma de impartir la educación pasando de una visión pasiva del alumno donde es meramente el receptor de los que los maestros exponen en clase, a una más dinámica en donde el alumno cuestiona los contenidos que se abordan, entonces esto conlleva grandes retos y superación de inercias de tantos años por parte de los docentes (Juárez y Gayet, 2005). Esta situación debería obligar a los(as) maestros(as) a tener una mayor preparación en esta materia de tal manera que se aseguren que los conocimientos impartidos son asimilados por los alumnos y les serán de utilidad cuando los necesiten. Como otras investigaciones ya han dado cuenta de ello, por estos motivos sería en principio recomendable, una mínima revisión bibliográfica sobre educación sexual por parte del profesorado (Caamaño, 2001), una actualización en materia de educación sexual y un seguimiento adecuado de los docentes que imparten educación sexual para abordar satisfactoriamente la temática sobre sexualidad humana (Bautista-Hernández, 2008), mediante monitoreos periódicos en donde se verifique la capacidad de apropiación de conocimientos sobre educación sexual por parte de los estudiantes.

Por otra parte, los bajos conocimientos encontrados en los varones adolescentes en algunos temas básicos de la educación sexual, a pesar de las continuas reformas efectuadas a los libros de primaria y de secundaria, también ponen de relieve la urgente necesidad de modificar los contenidos de los libros de texto en donde el diseño se efectúe por equipos interdisciplinarios con estrategias altamente probadas en otros contextos sociales y culturales del ámbito internacional. Asimismo, es imperante efectuar modificaciones en el currículo escolar del nivel medio superior para que haya un reforzamiento de los contenidos aprendidos sobre educación sexual en la secundaria. Algunos estudios han dado cuenta que también hay rezagos en educación sexual en el nivel superior (Vallejo y Silva, 1996; Vallejo y cols., 2001; Matsuí y cols., 2001), por lo que es urgente efectuar un cambio en el enfoque de impartición de los temas para evitar que los adolescentes y jóvenes posean información sexual fragmentada, a pesar de que por mucho tiempo se ha intentado dar un sentido "*objetivo y científico*" a la educación sexual (García-Alcaraz, 2001).

De igual forma, debe determinarse qué estrategias pedagógicas deben ser desarrolladas para incidir en la formación de los dos géneros, ya que se ha observado que hombres y mujeres no se benefician de la misma manera con los cursos sobre sexualidad diseñados de forma estandarizada (Vallejo y cols., 2001), e incluso debe reconocerse la diversidad de orientaciones e identidades sexuales bajo el respeto a las diferencias y rechazando todo tipo de estigma y discriminación (Rodríguez, 1991 y 2014; Campero y cols., 2013; Sánchez y Solis, 2007; Piña-Osorio, 2011). Igualmente, estas estrategias pedagógicas deben considerar las diversas edades que involucran la adolescencia y efectuar una planeación adecuada de los contenidos acordes con la edad de la población adolescente.

Desde 1996 se ha venido proponiendo que para una mayor efectividad, la educación sexual debería estar integrada a la educación para la vida, darse formalmente antes de la iniciación de la actividad sexual, considerando la diversidad de valores y preocupaciones de los adolescentes hombres y mujeres, retomando las redes de apoyo social, particularmente familia y pares. La educación sexual debiera estar sustentada en teoría científica y en investigación permanente, contar con principios éticos claros, favorecer el ejercicio libre, responsable y placentero de la sexualidad como derecho constitucional y necesariamente tendría que estar ligada y comprometida con las demandas, necesidades y derechos de los(las)adolescentes (UIESSA, 1996). Lamentablemente gran parte de estas sugerencias se han ignorado o realizado de forma parcial, con escasa articulación entre instituciones y esto ha dificultado un cambio de enfoque en el abordaje de este tema, lo que no ha traído resultados favorables ni en el ámbito educativo ni en el de la salud, y ha implicado en fechas recientes un aumento en el embarazo adolescente y la maternidad temprana, convirtiéndose en problemas prioritarios de salud pública. Por tal motivo, es primordial enfatizar la necesidad de que los acuerdos interinstitucionales que establezcan diferentes sectores gubernamentales en esta materia tengan un seguimiento estrecho mediante el diseño de una evaluación de impacto que dé cuenta de las fortalezas y debilidades de los convenios signados y se puedan efectuar los cambios pertinentes para poder impactar favorables en la salud sexual y reproductiva de la población adolescente. A este respecto, es necesario que los tomadores de decisiones se comprometan a revisar y utilizar información científica actualizada para la implementación de estrategias con mayor probabilidad de éxito.

Aunado a lo anterior, es menester incluir las opiniones de los mismos adolescentes, como constantemente se ha estado sugiriendo desde tiempo atrás en diversos foros y trabajos de investigación. Su visión puede ser de vital importancia para diseñar contenidos y materiales atractivos que sean fácilmente asimilables por sus congéneres, así como guiar los elementos que deben contener la capacitación del magisterio para impartir adecuadamente estos temas sensitivos (Juárez y Gayet, 2005).

Tomando en consideración que el diálogo que los varones adolescentes entablan con sus parejas y los acuerdos que logran antes de la relación sexual es relevante para que realmente se protejan, los programas de educación sexual deben tener como una de las principales competencias la adquisición de habilidades para la comunicación. El dotar a la población adolescente de herramientas para preguntar abiertamente sus dudas con informantes adecuados, así como poder conversar con sus parejas sexuales y tener sexo seguro contribuirá a la disminución de riesgos en su salud.

En relación con la educación sexual extraescolar, en este estudio se mostró que a pesar de que fueron pocos los adolescentes varones que señalaron a la figura de padre y madre juntos como informantes, la educación sexual recibida por ellos contribuyó para que sus hijos tuvieran un buen conocimiento del uso del condón. Estos resultados hacen reflexionar sobre cuáles son los motivos para que la educación sexual no se dé en el seno familiar de más estudiantes. Es posible que muchos progenitores deseen transmitir a sus hijos sus conocimientos sobre este tema pero se sienten desorientados en la forma para abordarlo por las diferencias culturales que hay entre generaciones (Campero, 2011). Quizás para otros, sus principios morales y/o creencias religiosas les impiden hablar de esto. Otros posiblemente tienen dudas sobre sexualidad y por eso no se atreven hablar de este tema. Y tal vez otros más, no ven la importancia de tratar estos tópicos y relegan esa tarea al ámbito escolar, entre otros. Entonces, también es necesario diseñar estrategias encaminadas a que los padres de familia sean capacitados para desarrollar habilidades y destrezas en educación sexual. La literatura científica ha demostrado que las intervenciones educativas realizadas con padres de familia tienen efectos positivos sobre el comportamiento sexual de los adolescentes (Atienzo y cols., 2011; Campero y cols., 2011). De hecho, la comunicación padres-hijos antes del inicio de vida sexual, se asocia al uso de condón en la primera relación sexual (Stone e Ingham, 2002; Atienzo y cols., 2009), a la vez que facilita la comunicación con la pareja sexual por el hecho de haber tenido la experiencia previa de hablar con los padres de familia sobre esto.

Pero estas intervenciones también deben dirigirse a padres de adolescentes con baja escolaridad y/o con hijos e hijas que abandonaron la escuela o que no han estudiado. Estas estrategias propiciarán estrechar la comunicación, fomentando a la vez autonomía en sus decisiones, entre otras, para el uso correcto de métodos anticonceptivos, la negociación con sus parejas y el manejo de la presión de pares (Campero y cols., 2013). El cumplimiento de esta propuesta contribuirá a un cambio de visión que muchos adolescentes tienen sobre sus padres como sujetos no informados o capacitados sobre temas de sexualidad (Campero, 2011).

Por otro lado, es necesario considerar que los medios de comunicación y en general las tecnologías computarizadas, son mecanismos que pueden utilizarse para la promoción de comportamientos saludables y provisión de información útil basada en evidencia científica; por lo que el diseño e implementación de estrategias debe considerar la cotidianeidad de aquellos adolescentes que se encuentran en constante contacto con estas tecnologías (internet, redes sociales y los medios de comunicación en general). Además, la información y mensajes que se difundan debe ser consistentes con una visión de promoción de la salud sexual, así como comportamientos y valores positivos de los y para los adolescentes (Campero y cols., 2013). En este sentido es imperante hacer un reforzamiento en los medios de comunicación sobre la doble protección que ofrece el condón y cambiar la visión que gran parte de la población tienen sobre su utilidad sólo para la prevención de las ITS.

Las políticas de educación y de salud adolescente debe basarse en el marco del respeto a sus derechos, reconociéndolos como seres con autonomía capaces de tomar decisiones acertadas sobre su cuerpo y bienestar. Para esto se requiere otorgarles una educación sexual sin prejuicios y acceso a servicios de salud de calidad en un clima de privacidad y confidencialidad, dotarlos de habilidades que les permitan apropiarse de sus derechos, fortalecer la capacidad de negociación asertiva, fomentar decisiones responsables e informadas. El respeto a sus derechos supone que sus necesidades sean consideradas por encima de otras figuras de autoridad como maestros, proveedores de servicios de salud e incluso los propios padres; esto les permitirá ejercer su sexualidad de manera libre, informada, protegida y responsable (Campero y cols., 2013).

VII.4 Futuras líneas de investigación

Los resultados obtenidos en el presente trabajo forman parte de un análisis secundario de un proyecto de investigación que fue diseñado para otros fines, por lo que no se pudo captar con mayor detalle los temas estudiados. Sería deseable en una futura línea de investigación el planteamiento de un análisis en profundidad de la educación sexual y el uso del condón en varones y mujeres adolescentes, diseñando instrumentos en específico para captar estos tópicos. Para ello, sería de gran utilidad considerar el marco conceptual propuesto por Rademakers y colaboradores (1992) en su teoría de la interacción sexual, o bien efectuar un examen que incorpore más factores del modelo ecológico modificado de Aral y Gorbach (2002), tales como más información de la vida sexual de la(s) pareja(s), la inserción en redes sociales de los estudiantes y de su(s) pareja(s), el apoyo emocional y presencia familiar, entre otras.

También sería deseable que en futuras líneas de investigación la población objeto de estudio se ampliara a todos los(as) adolescentes en general y no solamente los(as) que asisten a las escuelas.

Para tener una visión más integral de los temas estudiados es necesario que futuras líneas de investigación utilicen metodologías mixtas de análisis en donde se explore con mayor profundidad en la sociedad mexicana, el balance de poder entre la pareja, el cual es importante en el tipo de comunicación que entablan los compañeros sexuales (Bastard y cols., 1997). Para ello es necesario tomar en consideración los diferentes factores institucionales y macro sociales tales como los roles de género y las relaciones de poder basadas en el género, el sistema de parentesco y la ideología sexual (Van Campenhoudt y Cohen, 1997).

Aunado a lo anterior, también debe estudiarse el tipo de compromiso que se establece en una relación, para entender la manera en que la pareja se comunica sobre los riesgos de las relaciones sexuales desprotegidas, y diferenciar las relaciones de acuerdo con el nivel de expectativas que las parejas tienen sobre sí, y la etapa de la relación. Asimismo debe analizarse la calidad de la comunicación que entabla la pareja, efectuando un cuestionamiento sobre la forma en que hablan los compañeros: antes o después de la primera vez que ellos tuvieron relaciones sexuales; de manera general o de manera evasiva o de manera precisa y detallada, hablando de su propia situación, etc. Sólo mediante la observación de esta práctica se podrá argumentar si el riesgo es manejado o negado (Bastard y cols., 1997).

Por otro lado, también es necesario que una futura línea de investigación estudie más el uso del condón en la primera relación sexual como predictivo para su uso en la última relación sexual, ya que no hay una consenso sobre esto, y de hecho se argumenta que no se puede inferir que esto siempre ocurra (Gayet, 2014).

Por último, algunos estudios han dado cuenta de que gran parte de los individuos no conciben las relaciones sexuales en términos de salud, y consideran que las preocupaciones de salud son algo fuera de la relación que constantemente presenta un inherente conflicto de intereses con el deseo de una relación sexual. Entonces, las relaciones sexuales son meramente vistas desde el ángulo de la intimidad y placer que ellas proveen (Bastard y cols., 1997). Por lo que es necesario investigar cuáles son los elementos que deben tomarse en cuenta para romper con esta concepción equivocada y poder establecer líneas de acción que concienticen a las personas que sus comportamientos sexuales están ligados a su salud sexual y reproductiva.

VIII. BIBLIOGRAFIA

Abrams, D.; Abraham, C.; Spears, R.; Marks, D. AIDS invulnerability: relationships, sexual behaviour and attitudes among 16-19 years old in Aggleton, P.; Davies, P.; Hart, G. (eds.), AIDS: Individual, Cultural and Policy Dimensions. Basingstoke: Falmer Press, 1990, pp. 35-52.

Alan Guttmacher Institute. Into a new world. Young women's sexual and reproductive lives, New York, 1998, 56 pp.

Aguilar, C. La educación en población: Una necesidad inaplazable en el Currículo de la Educación Básica, Demos 1993;(4):34-35.

Ahlemeyer, H.W.; Ludwig, D. Norms of communication and communication as a norm in the intimate social system in Van Campenhoudt, L. y cols. (eds.), Sexual interactions and HIV risk: new conceptual perspectives in European research, Great Britain: Taylor and Francis, 1997, pp. 22-43.

Ajzen, I.; Fishbein, M. Attitudinal and normative variables as predictors of specific behavior. Journal of Personality and Social Psychology 1973;27:41-57.

Ajzen, I.; Madden, T.J. Prediction of goal-directed behavior: Attitudes, intentions and perceived behavioral control. Journal of Experimental Social Psychology 1986;67:371-378.

Aral, S.O.; Gorbach, P.M. Sexually Transmitted Infections in Wingood, G.M. and DiClemente, R. (eds.), Handbook of Women's Sexual and Reproductive Health, New York: Kluwer Academic/Plenum Publishers, 2002, pp. 255-279.

Atienzo, E.E.; Walker, D.; Campero, L.; Lamadrid-Figueroa, H.; Gutiérrez, J.P. Parent-adolescent communication about sex in Morelos, Mexico: does it impact sexual behavior? The European Journal of Contraception and Reproductive Health Care 2009;14(2):111-119.

Atienzo, E.E.; Campero, L.; Estrada, F.; Rouse, C.; Walker, D. Intervenciones con padres de familia para modificar el comportamiento sexual en adolescentes. Salud Pública de México 2011;53:160-171.

Bandura, A. Social Learning Theory, Englewood Cliffs, New Jersey: Prentice Hall, 1977.

Bandura A. Self-efficacy: Toward a unifying theory of behavioral change, Psychological Review 1977;84:191-215.

Bandura, A. Perceived self-efficacy in the exercise of control over AIDS infection. Evaluation and Program Planning 1990;13:9-17.

Baral, S.; Logie, C.H.; Grosso, A.; Wirtz, A.L.; Beyrer, C. Modified social ecological model: a tool to guide the assessment of the risks and risk contexts of HIV epidemics. BMC Public Health 2013;13:482.

Bastard, B.; Cardia-Vonèche, L.; Peto, D.; Van Campenhoudt, L. Relationship between sexual partners and ways of adapting to the risk to de AIDS: landmarks for a relationship-oriented conceptual framework in Van Campenhoudt, L. y cols. (eds.), Sexual interactions and HIV risk: new conceptual perspectives in European research, Great Britain: Taylor and Francis, 1997, pp. 44-58.

Bautista-Hernández, L.A. Conocimientos, actitudes y opiniones de las y los universitarios oaxaqueños respecto a su sexualidad y la importancia de la educación sexual en el nivel de educación superior, Centro Regional de Investigación en Psicología, 2008;2(1):71-84.

Becker, M.H. (comp.). The health belief model and personal health behavior. Health Education Monographs 1974;2:324-473.

Blake, S. y cols. Effects of a parent-child communications intervention on young adolescent's risk for early onset of sexual intercourse. Family Planning Perspectives 2001;33(2):52-61.

Bozon, M.; Kontula, O. Sexual initiation and gender in Europe: A cross-cultural analysis of trends in the twentieth century in Hubert, M. (et al.) (eds.), Sexual behaviour and HIV/AIDS in Europe, UCL Press, London, 1998.

Bozon, M.; Gayet, C.; Barrientos, J. A Life Course Approach to Patterns and Trends in Modern Latin American Sexual Behavior, Journal of Acquired Immuno Deficiency Syndromes 2009;(51):s4–s12.

Caamaño, V.M. Educación sexual en el aula: asignaturas pendientes para el profesorado. Educar 2001;(17):1-9.

Calabrini, E. y cols. Algunos dilemas éticos en los procesos de investigación sobre reproducción con adolescentes y jóvenes, Perinatología y Reproducción humana 1999;13(1): 24-31.

Camarena, R.M. La escuela y el conocimiento demográfico. Demos 1991;(4):34-35.

Camarena, R.M. Jóvenes y educación: la obligatoriedad de la educación media superior ¿sueño o realidad? *Re*vista Coyuntura Demográfica 2013;(3)43-52.

Campero, L.; Walker, D.; Atienzo, E.E.; Gutierrez, J.P. A quasi-experimental evaluation of parents as sexual health educators resulting in delayed sexual initiation and increased access to condoms. Journal of Adolescence 2011;34:215-223.

Campero, L. Padres desorientados para orientar. Transformación social y desafío para la educación sexual de los adolescentes en su salud sexual. Alemania: Editorial Académica Española, 2011, 273 pp.

Campero, L.; Atienzo, E.E.; Suárez-López, L.; Hernández-Prado, B.; Villalobos-Hernández, A. Salud sexual y reproductiva de los adolescentes en México: evidencias y propuestas. Gaceta Médica de México 2013; 149(3):299-307.

Cantón-Arjona, V.; Castro-Moreno, Y.; Beltrán-Aguirre, M. Formación cívica y ética 1. De amores y aventuras. Editorial Limusa S.A. de C.V./ Grupo Noriega Editores, México DF, 2000.

Catania, J.A. y cols. Predictors of condom use and multiple partnered sex among sexually-active adolescent women: Implications for AIDS related health interventions. The Journal of Sex Research 1989;26(4):514-524.

Catania, J.A. y cols. Risk factors for HIV and other sexually transmitted diseases and prevention practices among US heterosexual adults: Changes from 1990 to 1992. American Journal of Public Health 1995;85:1942-1499.

CEPAL-ONU. Consenso de Montevideo sobre población y desarrollo. Montevideo: Comisión Económica para América Latina y el Caribe-Organización de las Naciones Unidas, 2013.
Disponible en:
[http://www.cepal.org/celade/noticias/documentosdetrabajo/8/50708/2013-595-consenso_montevideo_pyd.pdf]

Chávez, M.; Álvarez, J. Aspectos psicosociales asociados al comportamiento sexual en jóvenes. Psicología y Salud 2012;22(1):89-98.

Colín-Paz, Y.A.; Villagómez-Ornelas, P. Evolución de la maternidad adolescente en México, 1974-2009. En: La Situación Demográfica en México 2010. México: CONAPO, 2010. pp. 17-53.

CONAPO. Encuesta nacional sobre sexualidad y familia en jóvenes de educación media superior 1988: avances de investigación, México: Consejo Nacional de Población, 1988.

CONAPO. Índices de marginación, 2000. México: Consejo Nacional de Población, 2001, 52 pp.

CONAPO. Informe de ejecución 2003-2004 del Programa Nacional de Población 2001-2006. México: Secretaría General del Consejo Nacional de Población, 2004.

CONAPO. México ante los desafíos del desarrollo del milenio. México DF: Consejo Nacional de Población, 2005a, 451 pp.

CONAPO. Hablemos de sexualidad en la escuela secundaria. Contenidos básicos. México: Consejo Nacional de Población, 2005b, 146 pp.

CONAPO. Principales indicadores de salud reproductiva ENADID 2009. México DF: Consejo Nacional de Población. Disponible en: [http://www.conapo.gob.mx/es/CONAPO/Principales_indicadores_de_Salud_Reproductiva_2009#.ULZM6odfATY]

CONAPO. La situación actual de los jóvenes en México. México DF: Consejo Nacional de Población, 2010a, Serie de Documentos Técnicos.

CONAPO. Dirección de Estudios Sociodemográficos. Situación actual de los jóvenes en México. En la Situación demográfica de México 2010. México DF: Consejo Nacional de Población, 2010b.

CONAPO. Proyecciones de la Población 2010-2050. México DF: Consejo Nacional de Población, 2014. Disponible en: [http://www.conapo.gob.mx/es/CONAPO/Proyecciones].

Cook, R.; Dickens, B. Recognizing adolescents' 'evolving capacities' to exercise choice in reproductive health care. International Journal of Gynecology and Obstetrics 2000;70(1):13-21.

Cox, D.R. The Analysis of Binary Data. London: Methuen & Co, 1970.

De Jesús-Reyes, D.; Menkes, C. Prácticas y significados del uso del condón en varones adolescentes de dos contextos de México. Papeles de Población 2014;20(79):73-97.

DeMaria, L.M.; Galárraga, O.; Campero, L.; Walker, D. Sex education and HIV prevention: an evaluation in Latin America and the Caribbean. Revista Panamericana de Salud Pública 2009;26:485-93.

DGE. IX Censo General de Población, 1970. México, DF: Dirección General de Estadística, 1972.

DiClemente, R. Looking forward: future directions for prevention of HIV among adolescents in Sherr, L. (ed.), AIDS and Adolescents, Netherlands: Harwood Academic Publishers, 1997, pp. 133-143.

Diez-Roux, A.V. Bringing context back into epidemiology: Variables and fallacies in multilevel analysis, American Journal of Public Health, 1998;88:216-222.

Dixon-Mueller, R. Sexual and reproductive transitions of adolescents in Developing Countries. Paris: International Union for the Scientific Study of Population, Policy & Research Papers No. 20, 2007, 30 pp.

Dixon-Mueller, R. How Young is "Too Young? Comparative Perspectives on Adolescent Sexual, Marital, and Reproductive Transitions. Studies in Family Planning 2008;39(4):247-262.

Equipo Multidisciplinario del Instituto Nacional de Educación Sexual. Metodología y Educación Sexual. Santo Domingo: INES, 1976;8:14.

Ferrand, A.; Snijders, T.A.B. Social networks and normative tensions in Van Campenhoudt, L. y cols. (eds.), Sexual interactions and HIV risk: new conceptual perspectives in European research, Great Britain: Taylor and Francis, 1997, pp. 6-21.

Figueroa, J.G. El enfoque de género y la representación de la sexualidad. México: Dirección General de Planificación Familiar, Subsecretaría de Servicios de Salud, Secretaría de Salud, 1993, Cuadernos de Capacitación en Investigación sobre Planificación Familiar, Cuaderno No. 1.

Figueroa, J.G. Algunas reflexiones sobre el estudio de los hombres desde el feminismo y desde los derechos humanos. Estudios Feministas 2013;21(1):371-393.

Finer, L.B.; Darroch, J.E.; Singh, S. Sexual partnership patterns as a behavioral risk factor for sexually transmitted disease, Family Planning Perspectives, 1999;31:228-236.

Fishbein, M.; Middlestadt, S.E.; Hitchcock, P.J. Using information to change sexually transmitted disease-related behaviors: An analysis based on the theory of reasoned action in Wasserheit, J.N. y cols. (eds.), Research issues in human behavior and STDs in the AIDS Era, Washington, DC: American Society for Microbiology, 1991, pp. 243-257.

Fishbein, M; Ajzen, I. Belief, attitude, intention and behaviour: An introduction to theory and research. Reading, Massachusetts: Addison-Wesley, 1975.

Fisher, T.D. An extension of the findings of Moore, Peterson and Furstenberg (1986) regarding family sexual communication and adolescent sexual behavior. Journal of Marriage and the Family 1989;51(3):637-639.

Fisher, T.D, Misovich SJ. Social influence and AIDS prevention behavior in Edwards, J. y cols. (eds.), Social influence process and prevention, New York: Plenum Press, 1990, pp. 39-70.

FNUAP. El Estado de la Población Mundial 2003. Valorizar a 1.000 millones de adolescentes: inversiones en su salud y sus derechos. Disponible en: [http://biblioteca.hegoa.ehu.es/system/ebooks/13114/original/Estado_de_la_Poblacion_Mundial_2003.pdf]

FNUAP. El Estado de la Población Mundial 2013. Maternidad en la niñez. Enfrentar el reto del embarazo en adolescentes. Nueva York: División de Información y las Relaciones Externas del UNFPA, 2013, 116 pp. Disponible en: [https://www.unfpa.org/sites/default/files/pub-pdf/ES-SWOP2013.pdf]

García, E. Educación sexual en la escuela. Revista CONAFE: educación y cultura 1992(5)8-12.

García, J.; Figueroa, J.G. Práctica anticonceptiva de adolescentes y jóvenes del área Metropolitana de la Ciudad de México. Salud Pública de México 1992;34(4):413-426.

García-Alcaraz, M.G. La Educación sexual en la reforma educativa de los años setenta, Revista Educar 2001;(17):68-77.

García-Baltazar, J.; Figueroa-Perea, J.G. Práctica anticonceptiva en adolescentes y jóvenes del área metropolitana de la Ciudad de México, Salud Pública de México, 1992;(34)4:413-426.

Gayet, C. y cols. Con quién hablan los adolescentes mexicanos sobre el SIDA. Salud Pública de México 2002;44(2):122-128.

Gayet, C. y cols. Uso del condón entre adolescentes mexicanos para la prevención de las infecciones de transmisión sexual. Salud Pública de México 2003;45 supl 5:S632-S640.

Gayet, C.; Valencia, J. Adolescentes, sexualidad y VIH/SIDA en Magis, C. y Barrientos, H. (eds.), VIH/SIDA y salud pública. Manual para personal de salud. México: Centro Nacional para la Prevención y Control del VIH/SIDA (CENSIDA) e Instituto Nacional de Salud Pública, 2009, 2a. ed.

Gayet, C. El inicio sexual en México. Retos en la prevención. Coyuntura Demográfica 2014;(6):43-49.

González-Garza, C.; Rojas-Martínez, R.; Hernández-Serrato, M.I.; Olaiz-Fernández, G.M. Perfil del comportamiento sexual en adolescentes mexicanos de 12 a 19 años de edad. Resultados de la ENSA2000. Salud Publica de México 2007;47:209-218.

Gutiérrez, J.P. y cols. Encuesta Nacional de Salud y Nutrición 2012. Resultados Nacionales. Cuernavaca, México: Instituto Nacional de Salud Pública, 2013, 2a. edición.

Hernández-Rosete, D.; Flores, J.; Echavarría L. Sin Pecado concebido, SIDA y embarazo en el libro sexto de ciencias naturales. Revista Mexicana de Investigación Educativa, 2011;16(49):471-488.

Horbath, J.E. Primer empleo de los jóvenes en México. Papeles de Población 2004;10(42).

Hosmer, D.W.; Lemeshow, S. Applied Logistic Regression. New York, John Wiley & Sons, Inc. 1989, 307 pp.

INEE. Panorama Educativo de México 2012. Indicadores del Sistema Educativo Nacional. Educación Básica y Media Superior. México: Instituto Nacional para la Evaluación de la Educación, 2013.

INEGI. XII Censo de Población y Vivienda 2010. México: Instituto Nacional de Estadística y Geografía, 2011. Disponible en: [http://www.inegi.org.mx/est/contenidos/proyectos/ccpv/cpv2010/Default.aspx]

INEGI. Estadísticas de natalidad. Estadísticas a propósito del día de la madre. Aguascalientes: Instituto Nacional de Estadística y Geografía, Sala de prensa, 2012. Disponible en: [http://www.inegi.org.mx/saladeprensa/aproposito/2016/madre2016_0.pdf]

Ingham, R.; Van Zessen, G. Getting to know you... young people's knowledge of their Partners at first intercourse. Journal of Community and Applied Social Psychology 1991; 1(2):117-132.

Ingham, R.; Van Zessen, G. From individual properties to interactional processes in Van Campenhoudt, L. y cols. (eds.), Sexual interactions and HIV risk: new conceptual perspectives in European research, Great Britain: Taylor and Francis, 1997, pp. 83-99.

IMJUVE. Encuesta Nacional de la Juventud 2010. México: Instituto Mexicano de la Juventud, 2011.

Juárez, F. Salud sexual y reproductiva de los adolescentes en América Latina: evidencia, teoría e intervenciones en Rabell, C. y Zavala, M.E. (Coords.), La fecundidad en condiciones de pobreza, México: Instituto de Investigaciones Sociales, UNAM, 2002, pp. 291-314.

Juárez, F.; Gayet, C. Salud sexual y reproductiva de los adolescentes en México: un nuevo marco de análisis para la evaluación y diseño de políticas. Papeles de Población 2005;(45):177-219.

Juárez, F.; Valencia, J. Las usuarias de métodos anticonceptivos y sus necesidades insatisfechas de anticoncepción en: Chávez, A.M. y Menkes, C. (eds.), Procesos y tendencias poblacionales en el México contemporáneo. Una mirada desde la ENADID 2006, Ciudad de México: Centro Regional de Investigaciones Multidisciplinarias, Universidad Nacional Autónoma de México, 2010a, pp. 201–223.

Juárez, F.; Palma, J.L.; Singh, S.; Bankole, A. Las necesidades de salud sexual y reproductiva de las adolescentes en México: Retos y oportunidades. Nueva York: Guttmacher Institute, 2010b, 35pp.

Juárez, F.; Bayer, A.M. Without a Plan but Keeping on Track: Views on contraception, Pregnancy and abortion in Mexico City. Global Public Health 2011(6) Supplement 1:S90-S110.

Juárez, F.; Singh, S.; Maddow-Zimet, I.; Wulf, D. Embarazo no planeado y aborto Inducido en México: causas y consecuencias. Nueva York: Guttmacher Institute, 2013, 45 pp.

Juárez, F.; Gayet, C. Transiciones a la Vida Adulta en Países en Desarrollo. The Annual Review of Sociology 2014;40:521-538.

Kelly, J.A. y cols. Psychological interventions to prevent HIV infection are urgently needed: New priorities for behavioral research in the second decade of AIDS. American Psychologist 1993;48:1023-1034.

Librero, L.; Fuentes, L.; Pérez, A. Conocimientos, actitudes y prácticas sobre sexualidad de los adolescentes en una unidad educativa. Revista de Salud Pública y Nutrición 2008; 9(4). Disponible en: [http://www.respyn.uanl.mx/ix/4/articulos/articulo_actitudes_sexualidad.htm]

Luhmann, N. Love as passion. The codification of intimacy. Cambridge, Massachusetts: Harvard University Press, 1987.

Luhmann, N. Social systems. Redwood City, California: Stanford University Press, 1995.

Margulis, M. Juventud, cultura y sexualidad: la dimensión cultural en la efectividad y sexualidad de los jóvenes de Buenos Aires. Buenos Aires: Biblos; 2003.

Marston, C.; Juárez, F. Why do young people use or not use condoms at first sexual intercourse? A qualitative study in Mexico City, Paper presented at XXV International Population Conference, IUSSP, Tours, France, 2005.

Matsuí, O. y cols. La educación sexual y las experiencias de los jóvenes universitarios. Revista Educar 2001(17):28-38.

Mauldon, J.; Luker, K. The effects of contraceptive education on method use at first intercourse. Family Planning Perspectives 1996;28(1):19-24.

McLeroy, K. y cols. An ecological perspective on health promotion programs, Health Education Quarterly 1988;15:351-377.

Mejía, J.M.G. Problemáticas de salud-enfermedad y sexualidad en estudiantes en Saucedo, C.L. y cols. (Coords.) Estudiantes, maestros y académicos en la investigación educativa. Tendencias, aportes y debates 2002-2012. México, ANUIES- Consejo Mexicano de Investigación Educativa, 2013, pp. 93-130.

Mendoza, D.; Sánchez, M.; Hernández, M.F.; Mendoza, M.E. 35 años de planificación familiar en México. En: La Situación Demográfica de México 2009. México: CONAPO, 2009. pp. 39-52.

Mendoza D, Sánchez M, Hernández MF, Mendoza ME. La necesidad insatisfecha de anticonceptivos en adolescentes: análisis de sus niveles, tendencias y componentes. En: La Situación Demográfica en México 2010. México: CONAPO, 2010. pp. 25-36.

Menkes, C.; De Jesús, D. Prácticas sexuales y uso de métodos anticonceptivos de los jóvenes mexicanos desde la perspectiva de género en Chávez, A.M. y Echarri, C. (eds.), Los jóvenes desde la mirada a la Encuesta Nacional de la Juventud. México: Centro Regional de Investigaciones Multidisciplinarias, Universidad Nacional Autónoma de México, 2016.

Menkes, C.; Juárez, F. Educación sexual de los adolescentes en el Distrito Federal. Ponencia presentada en la XII Reunión Nacional de Investigación Demográfica en México, ¿a 40 años la familia pequeña vive mejor? Ciudad de México, 28 al 30 de Mayo del 2014.

Menkes, C.; Serrano, O. Condicionantes Sociodemográficos del embarazo adolescente en México trabajo presentado en la X Reunión Nacional sobre Investigación Demográfica en México. Escenarios Demográficos y Política de Población en el Siglo XXI, México DF: SOMEDE, 2010.

Menkes, C; Suárez, L. Sexualidad y embarazo adolescente en México. Papeles de Población 2003;35:1-35.

Menkes, C.; Suárez, L. Prácticas sexuales y reproductivas de las jóvenes mexicanas en Emma Liliana Navarrete (Coord.), Los Jóvenes ante el Siglo XXI. México: El Colegio Mexiquense, A.C., Zinacantepec, 2004, pp. 19-43.

Menkes, C.; Suárez, L. El embarazo de los adolescentes en México: ¿Es deseado? Coyuntura demográfica 2013(4):21-28.

Menkes C, Suárez L, Núñez L, González S. La salud reproductiva de los estudiantes de educación media superior en Chiapas, Guanajuato, Guerrero, San Luís Potosí y Puebla. Cuernavaca: Centro Regional de Investigaciones Multidisciplinarias, UNAM, 2006.

MEXFAM. Encuesta para el programa Gente Joven 1999. Informe de resultados. México: Fundación Mexicana para la Planeación Familiar AC, México, 1999.

Moatti, J.P.; Hausser, D.; Agrafiotis, D. Understanding HIV Risk-related Behaviour: A Critical Overview of Current Models in Van Campenhoudt, L. y cols. (eds.), Sexual interactions and HIV risk: new conceptual perspectives in European research, Great Britain: Taylor and Francis, 1997, pp. 100-125.

Moreno-Altamirano, A.; López-Moreno, S.; Hernández-Ávila, M. Principales medidas en Hernández-Ávila, M. (ed.), Epidemiología. Diseño y análisis de estudios, Cuernavaca, Morelos: Instituto Nacional de Salud Pública, 2015, 2ª. ed., pp. 51-80.

Muñoz-Aguirre, C.D. Cambio demográfico y desarrollo social de los jóvenes. En: La Situación Demográfica en México 2006. México: CONAPO, 2006. pp. 89-106.

Naciones Unidas. Informe sobre la juventud mundial 2005. Nueva York, Asamblea General, Consejo Económico y Social, 2004.

Naciones Unidas. World population prospects: The 2012 Revision. Nueva York: División de Población, Departamento de Asuntos Económicos y Sociales, 2012.

National Research Council and Institute of Medicine. Growing up global: The changing transitions to adulthood in developing countries. Panel on Transitions to Adulthood in Developing Countries in Lloyd, C. (ed.). Committee on Population and Board on Children, Youth and Families. Division of Behavioral and Social Sciences and Education. Washington DC: The National Academic Press, 2005.

Núñez, Leopoldo. Incidencia, diferenciales y actitudes del aborto en México: Metodologías Alternativas. Tesis de Maestría; Centro de Estudios Demográficos y de Desarrollo Urbano, El Colegio de México, México, 2000.

Organización Mundial de la Salud, Programa Conjunto de las Naciones Unidas sobre el VIH/sida y Fondo de Población de las Naciones Unidas, Seen but not heard: Very young adolescents aged 10–14 years. Ginebra: ONUSIDA, 2004, pp. 5–7.

Osburn HG. Coefficient alpha and related internal consistency reliability coefficients. Psychological Methods (2000);5:343-355.

Palma, Y.; Palma, J. Conocimiento y uso de métodos anticonceptivos. En: La salud reproductiva en México: Análisis de la Encuesta Nacional de Salud Reproductiva 2003. D.F., México: Secretaría de Salud/Centro Regional de Investigaciones Multidisciplinarias/Universidad Nacional Autónoma de México, 2007, pp. 115-122.

Pérez-Palacios, G.; Morales del Olmo, A. Sexualidad y salud reproductiva en Cordera, R. y cols. (Coords.). México joven: políticas y propuestas para la discusión. México: Secretaría de Asuntos Estudiantiles, UNAM, 1996, pp. 158-163.

Pick de Weiss, S. y cols. Evaluación de un programa de educación sexual sobre conocimientos, conducta sexual y anticoncepción en adolescentes, Salud Mental, 1994;17(1):25-31.

Pick, S.; Poortinga, YH. Marco conceptual y estrategia para el diseño e Instrumentación de programas para el desarrollo: una visión científica, política y psicosocial. Revista Latinoamericana de Psicología 2005;37:445-59.

Piña-Osorio, J.M. El homosexual, entre la aceptación y el estigma. Visión de estudiantes normalistas, XI Congreso Nacional de Investigación Educativa, Consejo Mexicano de Investigación Educativa, A.C./UNAM/Universidad de Monterrey, México DF, 2011.

PNUD. Objetivos de Desarrollo Sostenible. Nueva York: Programa de Naciones Unidas para el Desarrollo, 2015.

Pressat, R. Introducción a la demografía. Barcelona: Editorial Ariel, 1977.

Quiroz, J; Atienzo, EE; Campero, L.; Suárez-López, L. Entre contradicciones y riesgos: opiniones de varones adolescentes mexicanos sobre el embarazo temprano y su asociación con el comportamiento sexual. Salud Pública de México 2014;56(2):180-188.

Rademakers, J. y cols. Interactional aspects in the production of heterosexual behavior, presentation at The 17th Annual IASR Meeting, Ontario, Canada, 1991.

Rademakers, J. y cols. Aids-preventie in heteroseksuele contacten. Amsterdam: Swets & Zeitlinger, 1992.

Remy, J; Voyé, I. Ville, ordre et violence. Paris; PUF, Espace et Liberté, 1981.

Robles-Montijo, S. y cols. Conocimientos sobre VIH/SIDA, comunicación sexual y negociación del uso del condón en adolescentes sexualmente activos, *Revista Electrónica de Psicología Iztacala,* 2011;14(4);317-340. Disponible en: [http://www.iztacala.unam.mx/carreras/psicologia/psiclin/vol14num4/Vol14No4Art17.pdf]

Rodríguez, G. ¿Cuáles son los beneficios de la educación sexual? Carpeta informativa sobre los beneficios de la educación sexual en México. México: Red Democracia y Sexualidad, s/f. Disponible en: [http://www.afluentes.org/wp-content/uploads/2009/11/beneficiosdelaeducacionsexual.pdf]

Rodríguez, G. Educación sexual y políticas de población, Demos 1991;(4):34-35.

Rodríguez, G. Sexualidad juvenil. En: Pérez JA, Maldonado E, coord. Jóvenes: una evaluación del conocimiento. México, DF: Dirección General Causa Joven, 1996;2(2):90-144.

Rodríguez, G. Maternidad por inercia. Seminario Internacional de Perspectiva de Igualdad de Género en Salud en el Marco de los Derechos Humanos: Avances y retos para México. México: Centro Nacional de Equidad de Género y Salud Reproductiva, 2013.

Rodríguez, G. Disciplinar los cuerpos: Género y educación sexual en la escuela en López-Estrada, S. y cols. (coords.) 15 años de políticas de igualdad. Los alcances, los dilemas y los retos. Tijuana, Baja California: El Colegio de la Frontera Norte/El Colegio de México/FLACSO-México, 2014.

Sánchez-Olvera, A.R; Solís-Solís, M.J. Estudiantes universitarios: percepción y vivencias de la sexualidad, IX Congreso Nacional de Investigación Educativa, Consejo Mexicano de Investigación Educativa, A.C./Universidad Autónoma de Yucatán, Mérida, 2007.

SEP. Ley Federal de Educación. México: Secretaría de Salud Pública, 1979.

SEP. El perfil de la educación en México. México: Secretaría de Salud Pública, 1999.

SEP. Sistema educativo de los Estados Unidos Mexicanos. Principales cifras del sistema educativo nacional 2012-2013. México: Dirección General de Planeación y Estadística Educativa, SEP, 2013, 90 pp.

SSA. Norma Oficial Mexicana NOM-039-SSA2-2002, para la prevención y control de las Infecciones de Transmisión Sexual. México, Diario Oficial de la Federación, 2003.

SSA. Perfil epidemiológico de la población adolescente en México 2010. México: Subsecretaría de Prevención y Promoción a la Salud, Dirección General de Epidemiología, Secretaría de Salud, 2011.

SSA/CENSIDA. Vigilancia Epidemiológica de casos de VIH/SIDA en México. Registro Nacional de casos de SIDA. Actualización al 2do. Trimestre de 2016. México: Dirección General de Epidemiología/Secretaría de Salud y Centro Nacional para la prevención y el Control del VIH/SIDA. Disponible en: [https://www.gob.mx/cms/uploads/attachment/file/121017/RN_2do_trim_2016.pdf].

Stern, C. La protección de la salud reproductiva de nuestros jóvenes requiere de políticas innovadoras y decididas. Demos 1995;1(3):1-6.

Stern, C.; Medina, G. Adolescencia y salud en México. En: Coleta, M. (Coord.) Cultura, adolescência, saúde: Argentina, Brasil e México. Campinas, Brasil: Consorcio de Programas en Salud Reproductiva y Sexualidad en América Latina, 1999, pp. 98-160.

Stern, C; Fuentes-Zurita, C; Lozano-Treviño, LR.; Reysoo, F. Masculinidad y salud sexual y reproductiva: un estudio de caso con adolescentes de la Ciudad de México. Salud Pública de México 2003;45 supl 1:S34-S43.

Stern, C. Estereotipos de género, relaciones sexuales y embarazo adolescente en las vidas de jóvenes de diferentes contextos socioculturales en México. Estudios Sociológicos 2007;25(1):105-129.

Stern, C; Herrera, G. Adolescentes en México: investigación, experiencias y estrategias para mejorar su salud sexual y reproductiva. México: El Colegio de México/Population Council, 2008.

Stone, N; Ingham, R. Factors affecting British teenagers' contraceptive use at first intercourse: The importance of partner communication, Perspectives on Sexual and Reproductive Health 2002;34(4):191-197.

Szasz, I. Prioridades de investigación en salud reproductiva y sexualidad en Stern, C. (Coord.) Prioridades de investigación y apoyo para proyectos en salud reproductiva. México: Programa de Salud Reproductiva y Sociedad, El Colegio de México, Reflexiones: Sexualidad, salud y reproducción, 1995, Núm. 5.

Szasz, I. Salud y género: algunas experiencias de investigación en México. México, D.F.: El Colegio de México, 1998. Disponible en: [http://www.debatefeminista.com/PDF/Articulos/sexual416.pdf]

Taracena-Ruiz, E. Los roles femenino-masculino en el ejercicio de la sexualidad y de la adopción de medidas preventivas para evitar las enfermedades sexualmente transmisibles, VIII Congreso Nacional de Investigación Educativa, Consejo Mexicano de Investigación Educativa A.C./Universidad Autónoma de Sonora, Hermosillo, 2005.

Thomas, JC,; Kulik, AL.; Schoenbach, VJ. Syphilis in the south: Rural rates surpass urban rates in North Carolina. American Journal of Public Health 1995;85:1119-1121.

Torrico-Linares, E.; Santín-Vilariño, C.; Andrés-Villas, M.; Menéndes-Alvarez, S.; López-López, MJ. El modelo ecológico de Bronfrenbrenner como marco teórico de la Psicooncología. Anales de Psicología 2002;18(1):45-59.

UIESSA. ¿Ud. qué sabe del adolescente? El papel de su educación sexual en la prevención del VIH/SIDA. Boletín Latinoamericano Adolescencia 1996;(2).

UNESCO. Declaración Ministerial Prevenir con Educación (Primera Reunión de Ministros de Salud y Educación para detener el VIH e ITS en Latinoamérica y el Caribe). Santiago: Oficina Regional de Educación para América Latina y el Caribe (OREALC/UNESCO), 2010.

UNFPA. State of world population 2003. Making one billion count: investing in adolescents' health and rights. New York: UNFPA, 2003.

UNFPA. State of world population 2005. The Promise of Equality. Gender Quality, Reproductive Health and the Millennium Development Goals. New York: United Nations Population Fund, 2005.

UNFPA México. Educación de la sexualidad: Prevenir con educación. Fondo de Población de las Naciones Unidas, 2010. Disponible en: [http://www.unfpa.org.mx/ssr_esexualidad.php]

UNICEF. Niños y niñas que trabajan en México: Un problema persistente. México: Área de Protección a la Infancia, UNICEF, 2009 (versión preliminar). Disponible en: [http://www.unicef.org/mexico/spanish/Analisis_Preliminar_enoe.pdf]

UNICEF. Estado Mundial de la Infancia 2011. La adolescencia: una época de oportunidades, Nueva York: Fondo de las Naciones Unidad para la Infancia, 2011, 139 pp.

United Nations. Population, Reproductive Health and the Millennium Development Goals. Messages from the UN Millennium Project Reports. New York: United Nations Development Programme, 2005.

Vallejo, A.; Silva, M.A. Conocimientos sobre sexualidad que tienen estudiantes de humanidades, trabajo presentado en el II Congreso Regional del CNEIP, Veracruz, México, 1996.

Vallejo, A. y cols. Conocimiento de los estudiantes universitarios sobre mitos de la sexualidad. Revista Educar 2001(17):39-44.

Van Campenhoudt, L.; Cohen, M. Interaction and risk-related behaviour: theoretical and heuristic landmarks in Van Campenhoudt, L. y cols. (eds.), Sexual interactions and HIV risk: new conceptual perspectives in European research, Great Britain: Taylor and Francis, 1997, pp. 59-75.

Van Campenhoudt, L. y cols. (eds.), Introduction, Sexual interactions and HIV risk: new conceptual perspectives in European research, Great Britain: Taylor and Francis, 1997, pp. 77-82.

Ward, J.; Shepard, B.; Macdonald, N.; Lafreniere, J. Módulo de programación sobre el trabajo con el sector salud para abordar la violencia contra las mujeres y niñas. Nueva York: ONU Mujeres, s/f. Disponible en: [http://www.endvawnow.org/uploads/modules/pdf/1405612550.pdf]

Welti, C. Estimaciones de la fecundidad con la ENADID 2006 en Chávez, A.M. y Menkes, C. (eds.), Procesos y tendencias poblacionales en el México contemporáneo. Una mirada desde la ENADID 2006. México: Secretaría de Salud/ Centro Regional de Investigaciones Multidisciplinarias, Universidad Nacional Autónoma de México, 2010.

Whitaker, D. Teenage partners' communication about sexual risk and condom use: The importance of parent-teenager discussions. Family Planning Perspectives 1999; 31(3):117-121.

WHO. Defining sexual health: report of a technical consultation on sexual health. Geneva: World Health Organization, 2006, Sexual Health Document series, 30 pp.

Zúñiga, Elena; Delgado, David; Zubieta, Beatriz. Tendencias recientes del embarazo adolescente en México. En: Antología del foro: Embarazo en adolescentes: avances y retos, México: Secretaría de Gobernación/ Comisión Nacional de la Mujer, 2000.

FSC
www.fsc.org
MIX
Papier | Fördert
gute Waldnutzung
FSC® C083411

Kolibri 360 GmbH
Ferdinand-Jühlke-Straße 7
99095 Erfurt, Deutschland
produktsicherheit@kolibri360.de

Druck:
CPI Druckdienstleistungen GmbH
im Auftrag der
Kolibri 360 GmbH
Ferdinand-Jühlke-Str. 7
99095 Erfurt